Krankenpfleger

in der Notaufnahme :

Der vollständige Leitfaden

ALEXANDRE CAREWELL

Inhaltsverzeichnis

« *Die Notaufnahme ist nicht nur eine Abteilung, sondern der Ort, an dem medizinische Tapferkeit auf Menschlichkeit in ihrer reinsten Form trifft und Chaos in Hoffnung verwandelt.* »

Kapitel 1:
EINFÜHRUNG IN DIE NOTAUFNAHME

Geschichte der Notaufnahme

Lassen Sie uns in eine Zeit eintauchen, in der das Konzept des Notfalls in der Medizin noch nicht etabliert war. Die Geschichte der Notaufnahme ist, wie die der Medizin, reich, komplex und voller Entwicklungen, die unser heutiges Verständnis von schneller und effektiver medizinischer Versorgung geprägt haben.

Am Anfang gab es keine Notaufnahme, wie wir sie heute kennen. Vor dem Aufkommen der modernen Medizin wurde der Großteil der medizinischen Versorgung zu Hause durchgeführt. Die Ärzte reisten von Haus zu Haus und behandelten ihre Patienten am Krankenbett, oftmals ohne Spezialausrüstung oder fortgeschrittene Kenntnisse. Wenn eine Situation ein sofortiges Eingreifen erforderte, wurde sie vor Ort behandelt, oft mit begrenzten Mitteln.

Mit der industriellen Revolution und der zunehmenden Urbanisierung im 19. und 20. Jahrhundert begannen die Krankenhäuser jedoch eine zentrale Rolle in der Gesundheitsversorgung zu spielen. Maschinenverletzungen, Unfälle und plötzliche Erkrankungen erforderten einen speziellen Ort, an dem die Patienten schnell behandelt werden konnten. Dies war die Geburtsstunde der ersten Notfalldienste. Sie erfüllten jedoch eine lebenswichtige Funktion und wurden zur Frontlinie der Krankenhausmedizin.

Die Entwicklung der Medizintechnik und die Forschung haben ebenfalls das Wachstum und die Raffinesse der Notaufnahme beeinflusst. Fortschritte in der Anästhesie, der Chirurgie und der Radiologie haben schnelle Eingriffe ermöglicht, die früher undenkbar waren. Ebenso revolutionierte das Aufkommen von Krankenwagen und präklinischen Diensten die Patientenversorgung und ermöglichte eine sofortige Behandlung und einen sicheren Transport zu den medizinischen Zentren.

Im Laufe der Jahrzehnte hat sich der Notdienst professionalisiert. Der Krankenpfleger wurde zu einer zentralen Figur, die technische Kompetenz, Mitgefühl und schnelles Handeln miteinander verbindet. Spezialisierte Schulungen sowohl für Ärzte als auch für Krankenpfleger wurden zur Norm und Protokolle wurden entwickelt, um eine Vielzahl von Situationen effektiv zu behandeln.

Heute sind die Notaufnahmen in der ganzen Welt Hochburgen der Notfallmedizin, in denen jede Sekunde zählt. Millionen von Menschenleben werden jedes Jahr durch die schnelle, fachkundige und koordinierte Intervention der medizinischen Teams gerettet. Wenn wir zurückblicken, können wir den zurückgelegten Weg würdigen und die unzähligen anonymen Helden anerkennen, die zur Entwicklung dieses lebenswichtigen Dienstes beigetragen haben.

Die Geschichte der Notaufnahme ist nicht nur die Geschichte eines medizinischen Fachgebiets, sondern auch die Geschichte unserer Menschlichkeit angesichts der Zerbrechlichkeit des Lebens. Sie erinnert uns an unsere unaufhörliche Verpflichtung, Leben zu erhalten, Krankheiten zu bekämpfen und denen, die es am meisten brauchen, Hoffnung und Heilung zu bieten.

Rolle und Bedeutung der Notaufnahme im Gesundheitssystem

Medizinische Notfälle gab es schon immer, aber erst mit dem medizinischen und technologischen Fortschritt wurde die Notaufnahme zu einem zentralen Dreh- und Angelpunkt im Gesundheitssystem. Sie ist die erste Anlaufstelle für viele Patienten in Not und damit der erste Schutzwall gegen Krankheit, Verletzung oder Verschlechterung des Gesundheitszustands.

Sobald ein Patient durch die Tür der Notaufnahme kommt, wird eine gut geölte Maschine in Gang gesetzt. Diese Abteilung muss schnell auf eine Vielzahl von Krankheiten reagieren, von kleinen Verletzungen bis hin zu lebensbedrohlichen Situationen. In dieser rasanten Dynamik spielt die Notaufnahme mehrere wichtige Rollen:

- **Triage und Erstbeurteilung:** Dies ist oft der erste Kontaktpunkt für den Patienten. Das Gesundheitspersonal beurteilt die Schwere der Situation und bestimmt die Priorität der Behandlung.
- **Stabilisierung der Patienten :** In kritischen Situationen besteht das erste Ziel darin, den Patienten zu stabilisieren, sei es wegen Atemnot, Blutungen oder anderen lebensbedrohlichen Notfällen.
- **Diagnose und Überweisung: Mit** Hilfe von Ausrüstung und Fachkenntnissen sind die Teams der Notaufnahme in der Lage, schnelle Diagnosen zu stellen, die eine angemessene Überweisung der Patienten ermöglichen, sei es zur stationären Behandlung, zur Operation oder zu anderen spezialisierten Diensten.
- **Rolle als Hüter des Gesundheitssystems:** In vielen Regionen, insbesondere in solchen, in denen es an Zugang zu einer regelmäßigen Grundversorgung

mangelt, wird die Notaufnahme standardmäßig zum Hauptversorger für eine vielfältige Bevölkerung. Die Notaufnahme ist nicht nur für medizinische Notfälle zuständig, sondern auch für nicht dringende Bedürfnisse, bei denen die Patienten oft nicht wissen, an wen sie sich wenden sollen.

- **Ausbildung und Forschung:** Notaufnahmen sind auch Ausbildungszentren für Ärzte, Krankenschwestern und andere Gesundheitsfachkräfte. Außerdem spielen sie eine Schlüsselrolle in der klinischen Forschung und suchen ständig nach Möglichkeiten, die Notfallversorgung zu verbessern, da sie in Bezug auf die medizinischen Herausforderungen an vorderster Front stehen.

Die Notaufnahme ist daher viel mehr als nur ein Ort der medizinischen Versorgung. Sie ist ein Spiegelbild der Gesellschaft in ihrer ganzen Vielfalt und Komplexität. Sie verkörpert Notfälle, Hoffnung und Resilienz und spielt eine unverzichtbare Rolle im Kontinuum der Gesundheitsfürsorge.

Ihre Bedeutung reicht weit über ihre Mauern hinaus. Die Notaufnahme beeinflusst die Gesundheitspolitik, die Krankenhausbudgets und die Planung der Gesundheitsversorgung in großem Maßstab. Jede Entscheidung, die hier getroffen wird, jede Innovation, die hier eingeführt wird, hat Auswirkungen auf den Rest des Gesundheitssystems.

Die Notaufnahme erinnert uns immer wieder daran, dass angesichts der Unsicherheit und Zerbrechlichkeit des Lebens die schnelle, kompetente und fürsorgliche Reaktion eines engagierten Teams den Unterschied zwischen Leben und Tod ausmachen kann. Dies macht die Notaufnahme zu einem unverzichtbaren und verehrten Pfeiler des modernen Gesundheitssystems.

Der Alltag eines Krankenpflegers in der Notaufnahme: Herausforderungen und Belohnungen

Wenn die Sirene eines Krankenwagens ertönt oder eine Tür sich plötzlich öffnet, um eine Trage durchzulassen, ist der Krankenpfleger in der Notaufnahme bereits im Aktionsmodus, bereit, sich dem Unerwarteten zu stellen. Dieser aufregende Alltag ist eine Mischung aus Adrenalin, Kompetenz, Einfühlungsvermögen und Widerstandsfähigkeit.

Herausforderungen
- **Vielfalt der Fälle :** Im Gegensatz zu anderen Fachgebieten muss der Krankenpfleger in der Notaufnahme auf eine beeindruckende Bandbreite von Erkrankungen vorbereitet sein - von Knochenbrüchen bis hin zu Herzinfarkten, von unerwarteten Geburten bis hin zu schweren Infektionen. Diese Vielfalt erfordert eine ständige Anpassungsfähigkeit und eine regelmäßige Aktualisierung der Fähigkeiten.
- **Hohes Tempo:** Die Tage können unvorhersehbar sein. Es kann ruhige Momente geben, gefolgt von Stunden intensiven Chaos, in denen jede Sekunde zählt.
- **Emotionales Management:** Im Angesicht von Schmerz, Not oder sogar Tod müssen Krankenpfleger eine große emotionale Stärke zeigen. Sie sind oft die erste Anlaufstelle für Patienten und ihre Familien und bieten selbst in den dunkelsten Momenten Trost und Zuversicht.
- **Interprofessionelle Zusammenarbeit:** Die Notaufnahme ist ein Ort, an dem die Koordination mit anderen Gesundheitsfachkräften - Ärzten, Radiologen, Chirurgen etc. - von entscheidender

Bedeutung ist. Diese Zusammenarbeit muss auch in Stresszeiten reibungslos funktionieren.

- **Physische Anforderungen:** Lange Stehzeiten, schnelle Bewegungen und der Umgang mit Patienten erfordern eine gute körperliche Verfassung. Darüber hinaus kann die Exposition gegenüber Infektionskrankheiten ein Risiko darstellen.

Auszeichnungen

- Sofortige **Wirkung:** Der Krankenpfleger in der Notaufnahme sieht oft die direkten Ergebnisse seiner Intervention, sei es eine stabilisierte Atmung, Schmerzlinderung oder Lebensrettung.
- **Ständiges Lernen :** Die Vielfalt der Fälle bietet eine unvergleichliche Lernmöglichkeit, die jeden Tag zu einer Chance macht, neue Fähigkeiten oder Kenntnisse zu erwerben.
- **Tiefe Bindung zu den Patienten :** Auch wenn der Kontakt kurz sein kann, schafft die Intensität der Situationen oft eine tiefe und bedeutsame Bindung zu den Patienten und ihren Familien.
- **Teamgeist:** Die Arbeit in einem so dynamischen Umfeld schafft starke Bindungen mit den Kollegen. Kameradschaft und gegenseitige Unterstützung sind oft der Schlüssel, um die schwierigsten Herausforderungen zu meistern.
- **Berufszufriedenheit:** Trotz der Herausforderungen berichten viele Krankenpfleger von dem tiefen Gefühl der Erfüllung, das sie empfinden, wenn sie wissen, dass sie jeden Tag einen echten Unterschied im Leben der Menschen machen.

Die Rolle des Krankenpflegers in der Notaufnahme ist alles andere als einfach, und doch ist sie eine der lohnendsten im medizinischen Bereich. Durch das geschickte Ausbalancieren von Herausforderungen und Belohnungen verkörpern diese medizinischen Fachkräfte den Geist von

Hingabe, Kompetenz und Menschlichkeit, was sie zu unschätzbaren Stützen in der Welt der Medizin macht.

Kapitel 2:
DIE UMGEBUNG DER NOTAUFNAHME

Der Sortierraum: Der erste Schritt

• Die Kriterien der Schwere

In der Hektik der Notaufnahme ist die Triage, die Priorisierung der Patienten nach dem Schweregrad ihres Zustands, ein entscheidender Schritt. Dadurch wird sichergestellt, dass die Patienten mit den größten Risiken zuerst behandelt werden. Die Triage-Pflegekräfte orientieren sich dabei an genau festgelegten Kriterien für den Schweregrad. Diese Kriterien sind je nach Symptomen unterschiedlich, aber einige sind allgemein als Indikatoren für eine potenziell gefährliche Situation anerkannt.

- **Abnormale Vitalzeichen:** Außerhalb der Norm liegende Werte für Blutdruck, Herzfrequenz, Atemfrequenz, Temperatur oder Sauerstoffsättigung können auf einen ernsten Zustand hinweisen.
- **Atemnot:** Eine flache, pfeifende, beschleunigte oder schwerfällige Atmung ist immer besorgniserregend. Die Unfähigkeit, in ganzen Sätzen zu sprechen, kann ebenfalls ein Indikator sein.
- **Brustschmerzen:** Schmerzen in der Brust, besonders wenn sie von anderen Symptomen wie Schwitzen, Übelkeit oder Kurzatmigkeit begleitet werden, können auf einen Herzinfarkt oder andere ernsthafte Herzprobleme hindeuten.
- **Veränderung des Geisteszustandes:** Plötzliche Verwirrung, Desorientierung, Schwindel, Ohnmacht oder Veränderungen des Bewusstseinszustandes sind besorgniserregende Anzeichen.

- **Neurologische Anzeichen:** Symptome wie plötzliche Schwäche auf einer Körperseite, Schwierigkeiten beim Sprechen, Sehstörungen oder schwere Kopfschmerzen können auf einen Schlaganfall oder andere schwere neurologische Erkrankungen hinweisen.
- **Starke Blutungen :** Ob innere oder äußere Blutungen, unkontrollierte Blutungen können schnell lebensbedrohlich werden.
- Starke **Bauchschmerzen:** Starke oder anhaltende Schmerzen können auf Zustände wie Blinddarmentzündung, Darmverschluss oder Organbruch hindeuten.
- Schwere **allergische Reaktionen:** Das schnelle Auftreten von Symptomen wie Juckreiz, Schwellungen, Atembeschwerden oder Schock nach dem Kontakt mit einem Allergen ist ein medizinischer Notfall.
- **Anzeichen einer schweren Infektion:** Hohes Fieber, verbunden mit Schüttelfrost, Tachykardie, Hypotonie oder Lethargie, kann auf eine Sepsis oder eine andere schwere Infektion hinweisen.
- **Trauma:** Verletzungen durch Unfälle, Stürze oder Gewalt, je nach Ort und Schwere, können eine sofortige Behandlung erfordern.

Diese Kriterien sind nur die Spitze des Eisbergs. In Wirklichkeit beruht die Fähigkeit, den Schweregrad einzuschätzen, auch auf klinischer Erfahrung, professioneller Intuition und ständiger Weiterbildung. Die feinfühlige Einschätzung eines erfahrenen Krankenpflegers in der Notaufnahme ist eine Mischung aus Wissenschaft und Kunst und spielt eine unschätzbare Rolle bei der Rettung von Menschenleben.

• Kommunikation mit wartenden Patienten

Die Notaufnahme mit ihrem hektischen Tempo und ihrer aufgeladenen Atmosphäre kann für viele Patienten eine Quelle der Angst sein. Die Wartezeit ist oft die schlimmste Zeit für sie, da sie mit Unsicherheit, Unbehagen und Stress verbunden ist. In diesem Zusammenhang ist die Kommunikation ein wertvolles Instrument zur Beruhigung, Information und Bewältigung der Erwartungen. Im Folgenden wird erläutert, wie die Kommunikation für einen Krankenpfleger in der Notaufnahme funktioniert.

- **Von Anfang an Vertrauen aufbauen: Bei** der ersten Interaktion muss der Pfleger ein Klima des Vertrauens schaffen. Dies geschieht durch aktives Zuhören, Augenkontakt und beruhigende Gesten. Eine kurze Vorstellung und Erklärung der eigenen Rolle kann ebenfalls dazu beitragen, Vertrauen aufzubauen.

- **Erklären Sie den Triageprozess:** Viele Patienten verstehen nicht, warum andere, die nach ihnen kommen, bevorzugt behandelt werden. Eine Erklärung des Konzepts der Triage auf der Grundlage des Schweregrads der Fälle kann helfen, die Situation zu klären und Frustrationen zu minimieren.

- **Regelmäßig aktualisieren:** Wenn ein Patient lange warten muss, ist es wichtig, ihn über die Situation auf dem Laufenden zu halten. Ein einfaches "Wir haben es nicht vergessen, aber wir sind im Moment überlastet" kann einige Bedenken zerstreuen.

- **Klar und ehrlich sein:** Wenn Tests oder Verfahren durchgeführt werden müssen, ist es entscheidend, ihre Art, ihre Notwendigkeit und die ungefähre Dauer, die sie in Anspruch nehmen werden, zu erklären.

- **Sorgen aktiv anhören:** Manche Patienten haben während der Wartezeit spezifische Bedürfnisse oder Sorgen. Diese können Schmerzen, Ängste oder persönliche Probleme wie die Kinderbetreuung betreffen. Wenn Sie zuhören, können Sie Lösungen finden oder Unterstützung anbieten.

- **Angemessene Sprache verwenden:** Unter Beibehaltung der medizinischen Genauigkeit ist es wichtig, sich einfach und für den Patienten verständlich auszudrücken. Vermeiden Sie medizinischen Jargon so weit wie möglich und vergewissern Sie sich, dass der Patient die Informationen verstanden hat.
- **Umgang mit Emotionen:** Einige Patienten können unruhig, ängstlich oder sogar wütend werden. Es ist wichtig, diesen Situationen mit Einfühlungsvermögen, Ruhe und Professionalität zu begegnen und dabei klare Grenzen zu setzen.
- **Beruhigung über die Behandlung:** Auch wenn sie warten, müssen die Patienten wissen, dass sie in guten Händen sind und dass ihr Wohlergehen Priorität hat.
- **Ermutigen Sie zum Feedback:** Die Patienten zu fragen, wie die Kommunikation oder der Warteprozess verbessert werden kann, kann wertvolle Informationen zur Optimierung des Service liefern.

Eine effektive und einfühlsame Kommunikation reduziert nicht nur die Angst des Patienten, sondern fördert auch eine bessere Zusammenarbeit, minimiert Missverständnisse und stärkt das Vertrauen in das Gesundheitspersonal. In der Welt der Notaufnahme, in der jeder Moment entscheidend sein kann, ist eine gute Kommunikation mit den wartenden Patienten ein unschätzbarer Vorteil für einen ruhigen und effizienten Verlauf der Behandlung.

Der Behandlungsraum

• Medizinische Grundausstattung

Die medizinische Welt der Notaufnahme ist eine Mischung aus schnellem Handeln, präzisen Diagnosen und technischen Handgriffen. Um diese Aufgaben zu erfüllen, stützen sich die Krankenpfleger auf eine Reihe von medizinischen Geräten. Diese Hilfsmittel sind für die Behandlung von Patienten unerlässlich und müssen zuverlässig und schnell verfügbar sein. Hier ist ein Überblick über die medizinische Grundausstattung, die typischerweise in einer Notaufnahme zu finden ist.

- **Der Vitalparameter-Monitor:** Dieses Gerät überwacht kontinuierlich oder punktuell den Blutdruck, die Herzfrequenz, die Atemfrequenz, die Temperatur und die Sauerstoffsättigung des Patienten.
- Er sendet einen elektrischen Impuls an das Herz, um zu versuchen, den normalen Herzrhythmus wiederherzustellen.
- **Der Notfallwagen (oder Reanimationswagen):** Er enthält die gesamte Ausrüstung, die für eine kardiopulmonale Reanimation erforderlich ist, wie Medikamente, Spritzen, Endotrachealtuben und viele andere wichtige Werkzeuge.
- **Absaugpumpe:** Wird zur Entfernung von Sekreten aus dem Mund oder den Atemwegen verwendet und ist bei Eingriffen zur Befreiung der Atemwege unerlässlich.
- **Pulsoximeter: Wird** normalerweise an der Fingerspitze platziert und misst die Sauerstoffsättigung im Blut, was einen schnellen Hinweis auf die Lungenfunktion des Patienten gibt.
- **Stethoskop:** Das **Stethoskop ist ein** typisches Instrument der Medizin und dient zum Abhören der

inneren Körpergeräusche wie Herzschlag, Atemgeräusche oder Darmgeräusche.

- **Blutdruckmessgerät :** Dieses Gerät misst den Blutdruck und ist für die Beurteilung des hämodynamischen Zustands eines Patienten von grundlegender Bedeutung.
- **Fieberthermometer:** Es gibt verschiedene Modelle (Ohr-, Stirn-, Oralthermometer) und ist entscheidend für die Erkennung von fieberhaften oder unterkühlten Zuständen.
- **Intubationsset:** Wird verwendet, um die Atemwege offen zu halten. Es enthält Laryngoskopspatel, Endotrachealtuben und Ballons.
- **Spritzen und Nadeln:** Diese werden in verschiedenen Größen zur Verabreichung von Medikamenten, Impfstoffen oder zur Entnahme von Blutproben verwendet.
- **Infusionssets:** Sie umfassen alle Materialien, die für die intravenöse Verabreichung von Flüssigkeiten oder Medikamenten erforderlich sind.
- **Infusionspumpe:** Sie ermöglicht die Verabreichung von Medikamenten oder Flüssigkeiten mit einer bestimmten Durchflussrate.
- **Nahtmaterial: Wird** zum Nähen von Wunden verwendet und umfasst Nadeln, Fäden und Klemmen.
- **Material für Verbände :** Umfasst Kompressen, Binden, Antiseptika und andere wichtige Elemente zum Schutz und zur Behandlung von Wunden.
- **Immobilisierungsausrüstung:** Wie Schienen oder Halskrausen werden sie verwendet, um Gliedmaßen oder die Wirbelsäule bei Verdacht auf einen Bruch oder eine Verletzung zu immobilisieren.

Diese Geräte, die oft strategisch so angeordnet sind, dass sie optimal genutzt werden können, sind die Grundlage für die Behandlung in der Notaufnahme. Ihre perfekte Beherrschung durch das Pflegepersonal ist von entscheidender Bedeutung, um eine schnelle und wirksame Intervention zu gewährleisten, oft in Situationen, in denen jede Sekunde zählt.

• Raum- und Bettenmanagement

Der reibungslose Ablauf der Notaufnahme hängt weitgehend von der optimalen Verwaltung der räumlichen Ressourcen ab. Insbesondere Räume und Betten stehen im Mittelpunkt dieser Dynamik, da sie der Ort sind, an dem die Patienten direkt versorgt werden. Ein schlechtes Management kann zu Verzögerungen, Frustrationen und sogar zu Risiken für die Patientensicherheit führen. Lassen Sie uns diesen oft unterschätzten, aber wichtigen Aspekt der Behandlung in der Notaufnahme näher beleuchten.

- **Die Bedeutung eines effektiven Triage-Systems:** Bevor Sie sich mit der Verwaltung von Räumen und Betten befassen, ist es wichtig, die Patienten bei ihrer Ankunft richtig zu sortieren. Ein effektives Triage-System stellt sicher, dass Betten und Räume nach medizinischer Priorität und nicht nach der Reihenfolge des Eintreffens zugewiesen werden.
- **Bettenrotation:** Die schnelle und vollständige Reinigung und Desinfektion der Betten zwischen den Patienten ist entscheidend, um die Ausbreitung von Infektionen zu verhindern. Dies erfordert eine enge Koordination zwischen dem Pflegepersonal und dem Reinigungsteam.
- **Kapazitätsmanagement:** In Situationen mit einem Massenanfall von Patienten, wie bei Katastrophen oder Epidemien, kann die Notaufnahme schnell überlastet werden. Ein Plan zur Erhöhung der Bettenkapazität, selbst wenn diese nur vorübergehend ist, kann von entscheidender Bedeutung sein. Dies könnte die Nutzung von nicht-traditionellen Bereichen für die Behandlung oder die

Verlegung von Patienten in andere Abteilungen oder Krankenhäuser beinhalten.

- **Verwaltung von Spezialbetten:** Einige Betten und Räume sind speziell für bestimmte Arten der Pflege ausgestattet, wie z.B. Trauma oder Kardiologie. Die richtige Zuweisung dieser Ressourcen ist entscheidend, um sicherzustellen, dass die Patienten die richtige Pflege erhalten.

- **Abteilungsübergreifende Kommunikation:** Die Notaufnahme ist nicht isoliert. Die enge Zusammenarbeit mit anderen Abteilungen, wie Radiologie, Chirurgie oder Intensivpflege, kann die Bewegung von Patienten durch das Krankenhaus erleichtern.

- **Verwaltung der Wartezeiten :** Obwohl alle Anstrengungen unternommen werden, um die Wartezeiten so gering wie möglich zu halten, müssen Patienten manchmal auf ein Bett warten. In solchen Situationen ist eine klare und einfühlsame Kommunikation wichtig, um die Wartezeit zu überbrücken und die Patienten zu beruhigen.

- **Echtzeit-Überwachungstechnologien:** Viele moderne Krankenhäuser verwenden Echtzeit-Überwachungssysteme, die die Verfügbarkeit von Betten visualisieren und so die Entscheidungsfindung und Koordination erleichtern.

- **Protokolle für Patienten mit langen Wartezeiten :** In Situationen, in denen Patienten lange auf ein Bett in einer Spezialabteilung warten müssen, sind klare Protokolle erforderlich, um sicherzustellen, dass sie in der Zwischenzeit eine angemessene Versorgung erhalten.

- **Schulung und Ausbildung des Personals:** Das Personal muss regelmäßig in den besten Praktiken des Betten- und Raummanagements sowie in den spezifischen Protokollen des Krankenhauses geschult werden.

- **Feedback und kontinuierliche Verbesserung:** Das Feedback von medizinischem Fachpersonal, Patienten und ihren Familien ist entscheidend für die Identifizierung von Verbesserungsmöglichkeiten und die Anpassung der Managementstrategien.

Die effiziente Verwaltung von Räumen und Betten in der Notaufnahme ist ein logistisches Ballett, das eine außergewöhnliche Koordination, Kommunikation und Vorbereitung erfordert. Wenn es gut gemanagt wird, ermöglicht es einen optimalen Patientenfluss, eine effiziente Nutzung der Ressourcen und eine schnelle und effektive Behandlung, so dass für jeden Patienten das beste Ergebnis gewährleistet ist.

Kapitel 3:
WESENTLICHE KLINISCHE FÄHIGKEITEN

Schnelle Beurteilung des Patienten

ABCDE der Bewertung
Der ABCDE-Ansatz ist ein systematisches Triage- und Bewertungsinstrument, das von medizinischem Fachpersonal, insbesondere in der Notaufnahme, verwendet wird, um Patienten in einer Reihenfolge zu bewerten und zu behandeln, bei der die unmittelbare Lebensbedrohung im Vordergrund steht. Diese Methode stellt sicher, dass bei der Erstbeurteilung und Behandlung des Patienten keine entscheidenden Schritte ausgelassen werden. Im Folgenden werden die einzelnen Schritte näher erläutert:

- A - Luftwege (Airway)
  - **Beurteilung**: Stellen Sie sicher, dass die Atemwege frei sind und dass es keine Hindernisse gibt, die den Luftstrom behindern.
  - **Intervention**: Wenn die Atemwege nicht gesichert oder blockiert sind (durch Blut, Erbrochenes, Trauma usw.), kann eine sofortige Intervention wie Intubation oder Sicherheitslagerung erforderlich sein.
- B - Atmung (Breathing)
  - **Beurteilung**: Beobachten Sie die Geschwindigkeit und Tiefe der Atmung, hören Sie auf Atemgeräusche und beurteilen Sie die Symmetrie der Thoraxausdehnung.
  - **Intervention**: Bei Atemnot kann der Patient eine Sauerstofftherapie, eine künstliche

Beatmung oder andere Maßnahmen benötigen, um seine Atmung zu stabilisieren.

- C - Verkehr
  - **Beurteilung**: Überprüfen Sie den Puls, den Blutdruck, die Hautfarbe und die Temperatur. Suchen Sie nach Anzeichen eines Schocks oder einer Blutung.
  - **Intervention**: Bei Kreislaufproblemen können Interventionen wie die Verabreichung von Flüssigkeiten, Herz-Lungen-Wiederbelebung (CPR) oder Medikamente erforderlich sein.
- D - Neurologischer Defekt (Disability)
  - **Beurteilung**: Schnelle **Beurteilung des** neurologischen Zustands unter Verwendung der Glasgow-Skala oder anderer Instrumente zur Messung des Bewusstseinsniveaus. Überprüfen Sie die Pupillenreaktivität, die Motorik und die Empfindung.
  - **Intervention**: Abhängig von den Ergebnissen können Maßnahmen die Stabilisierung der Wirbelsäule, die Verabreichung von Medikamenten oder eine andere spezialisierte Pflege umfassen.
- E - Exposition/Umwelt
  - **Beurteilung**: Untersuchen Sie den gesamten Körper und entfernen Sie ggf. die Kleidung, um nach versteckten Verletzungen zu suchen, während Sie die Würde des Patienten wahren und ihn vor Unterkühlung schützen.
  - **Intervention**: Behandeln Sie die entdeckten Verletzungen, decken Sie den Patienten zu, um eine stabile Körpertemperatur aufrechtzuerhalten und schützen Sie ihn vor weiteren Umwelteinflüssen.

Nach der Durchführung der ABCDE-Bewertung ist es entscheidend, den Patienten regelmäßig neu zu bewerten, insbesondere wenn sich sein Zustand ändert. Diese Methode dient als Eckpfeiler für die Erstbeurteilung von Patienten in einer Notfallumgebung und gewährleistet eine strukturierte und einheitliche Behandlung.

• Interpretation der Vitalzeichen

Vitalzeichen sind objektive Messungen der grundlegenden Körperfunktionen und spielen eine wesentliche Rolle bei der Beurteilung des physiologischen Zustands einer Person. In der Notaufnahme kann ihre schnelle und korrekte Interpretation oftmals die Erstmaßnahmen leiten und entscheidende Hinweise auf den Gesundheitszustand eines Patienten liefern. Im Folgenden werden diese Zeichen und ihre Interpretation näher erläutert:

- Körpertemperatur
    - *Normal*: Im Durchschnitt um 37°C, kann aber zwischen 36,1°C und 37,2°C schwanken.
    - *Interpretation*: Eine hohe Körpertemperatur (Fieber) kann auf eine Infektion, Entzündung oder andere medizinische Bedingungen hinweisen. Eine niedrige Körpertemperatur (Hypothermie) kann das Ergebnis von Kälteeinwirkung, bestimmten Krankheiten oder einer Schilddrüsenunterfunktion sein.
- Puls oder Herzfrequenz
    - *Normal*: 60-100 Schläge pro Minute (bpm) bei einem ruhenden Erwachsenen.
    - *Interpretation*: Eine hohe Herzfrequenz (Tachykardie) kann durch Fieber, Anämie, Dehydrierung oder andere Bedingungen verursacht werden. Eine niedrige Herzfrequenz (Bradykardie) kann durch Hypothermie, Medikamente oder Herzprobleme verursacht werden.

- Atemfrequenz
  - *Normal*: 12-20 Atemzüge pro Minute bei einem ruhenden Erwachsenen.
  - *Interpretation*: Eine schnelle Atemfrequenz (Tachypnoe) kann durch Fieber, Angstzustände, Anämie oder Lungenerkrankungen verursacht werden. Eine langsame Atmung (Bradypnoe) kann durch Medikamente, Hirnschäden oder andere Bedingungen verursacht werden.
- Blutdruck
  - *Normal*: Systolisch 90-120 mmHg, Diastolisch 60-80 mmHg für einen Erwachsenen.
  - *Interpretation*: Ein hoher Blutdruck (Hypertonie) ist ein Risikofaktor für viele Herz-Kreislauf-Erkrankungen. Ein niedriger Blutdruck (Hypotonie) kann auf Dehydrierung, Blutverlust oder andere ernsthafte medizinische Zustände hinweisen.
- Sauerstoffsättigung (SpO2)
  - *Normal*: 95-100%.
  - *Interpretation*: Ein SpO2 unter 95% kann auf eine Hypoxämie hinweisen, was bedeutet, dass die Sauerstoffwerte im Blut nicht ausreichend sind. Dies kann auf Lungen- oder Herzprobleme oder auf eine schwere Anämie zurückzuführen sein.
- Schmerzen
  - Obwohl technisch gesehen kein "Vitalzeichen" im traditionellen Sinne, wird die Beurteilung von Schmerzen oft als fünftes Vitalzeichen einbezogen.
  - *Interpretation*: Die Schmerzskala, die in der Regel von 0 (kein Schmerz) bis 10 (stärkster vorstellbarer Schmerz) reicht, hilft dem Kliniker, die Schmerzintensität eines Patienten zu beurteilen, die mögliche Ursache zu verstehen und über notwendige Maßnahmen zu entscheiden.

Bei der Interpretation der Vitalzeichen ist es wichtig, den Gesamtkontext des Patienten zu berücksichtigen, einschließlich Alter, Geschlecht, Krankengeschichte und anderer vorhandener Symptome. Leichte Abweichungen können für manche Menschen normal sein, während größere oder plötzliche Abweichungen häufig ärztliche Aufmerksamkeit und Intervention erfordern.

Interventionstechniken

• Legen von venösen Zugängen

Das Legen eines peripheren Venenkatheters, der auch als "intravenöser Katheter" oder "Infusion" bezeichnet wird, ist ein gängiges Verfahren im medizinischen Bereich, insbesondere in der Notaufnahme. Es dient zur Verabreichung von Medikamenten, Flüssigkeiten oder zur Blutentnahme. Hier ist ein detaillierter Überblick über das Verfahren:

* Vorbereitung
  * **Materialauswahl**: Auswahl des Katheters entsprechend dem Verwendungszweck (Verabreichung von Medikamenten, Flüssigkeiten, Probenentnahme) und der Größe der Venen des Patienten.
  * **Vorbereitung des Patienten**: Informieren Sie den Patienten über das Verfahren, beruhigen Sie ihn und holen Sie seine Zustimmung ein. Bringen Sie den Arm des Patienten in eine geeignete Position.
  * **Hygiene**: Waschen Sie sich die Hände und ziehen Sie sterile Handschuhe an.
* Auswahl des Ortes für die Einfügung
  * Zu den häufigsten Stellen gehören die Venen auf dem Handrücken, dem Unterarm und in der Ellenbeuge.

- Die Auswahl hängt von der Größe und dem Zustand der Venen sowie vom Komfort des Patienten ab. Vermeiden Sie, wenn möglich, Stellen in der Nähe von Gelenken, um die Beweglichkeit des Katheters zu verringern.
- Desinfektion
  - Verwenden Sie ein mit Antiseptikum getränktes Tuch, um die Einstichstelle in kreisenden Bewegungen von innen nach außen zu desinfizieren.
- Einführen des Katheters
  - Spannen Sie die Haut, um die Vene zu stabilisieren.
  - Führen Sie die Nadel entlang des Verlaufs der Vene in einem geeigneten Winkel (normalerweise zwischen 10° und 30°) ein.
  - Wenn der venöse Rückfluss in der Katheterkammer zu sehen ist, schieben Sie den Katheter noch etwas weiter vor und führen ihn dann ein, während Sie die Nadel zurückziehen.
- Befestigung und Verwendung
  - Befestigen Sie den Katheter mit Klebeband oder speziellen Vorrichtungen fest an der Haut, um Bewegungen zu vermeiden.
  - Legen Sie eine sterile Kompresse auf die Einstichstelle. Schließen Sie dann das Infusionssystem oder den Infusionsstöpsel an.
  - Beginnen Sie mit der Verabreichung von Medikamenten oder Lösungen wie vorgeschrieben.
- Pflege und Überwachung
  - Überprüfen Sie die Einstichstelle regelmäßig auf Anzeichen einer Infektion, Entzündung, eines Hämatoms oder einer Infiltration.
  - Stellen Sie sicher, dass die Infusionsrate korrekt ist und der Patient keine Anzeichen von Unbehagen oder Komplikationen aufweist.

- Rückzug
  - Stoppen Sie die Infusion.
  - Ziehen Sie den Katheter vorsichtig in Richtung der Vene zurück und üben Sie dabei mit einer Kompresse leichten Druck aus, um Blutungen zu vermeiden.
  - Beobachten und beurteilen Sie die Einstichstelle. Wenn alles normal aussieht, befestigen Sie die Kompresse mit Klebeband.

Das Legen eines venösen Zugangs erfordert eine geschickte Technik und eine sorgfältige Vorgehensweise, um das Risiko von Komplikationen zu minimieren und den Komfort des Patienten zu gewährleisten.

• Intubation und Beatmung

Die endotracheale Intubation ist ein medizinisches Verfahren, bei dem ein Schlauch in die Luftröhre eingeführt wird, um eine mechanische Beatmung der Lunge zu ermöglichen. Dieses Verfahren kann in Situationen lebenswichtig sein, in denen der Patient nicht in der Lage ist, einen angemessenen Luftweg oder eine ausreichende Beatmung selbst aufrechtzuerhalten. Hier ein detaillierter Überblick über das Verfahren und seine Folgen:

- Indikationen für die Intubation
  - Akute respiratorische Insuffizienz.
  - Schutz der Atemwege (z.B. bei Trauma oder Vergiftung).
  - Chirurgische Verfahren, die eine Vollnarkose erfordern.
  - Herz- und Atemstillstand.
- Vorbereitung
  - **Auswahl der Ausrüstung**: Bereiten Sie das Laryngoskop, das Endoskop und den Endotrachealtubus in der richtigen Größe vor.

- **Medikamente**: Sedierende und paralysierende Mittel können erforderlich sein, um die Intubation zu erleichtern.
- **Position des Patienten** : Schnüffelposition mit Streckung des Nackens und Beugung des Kopfes.
- Verfahren der Intubation
  - Öffnen Sie den Mund des Patienten und führen Sie das Laryngoskop vorsichtig ein.
  - Legen Sie die Stimmbänder frei, indem Sie die Epiglottis mit der Spatel des Laryngoskops sanft anheben.
  - Führen Sie den Endotrachealtubus durch die Stimmbänder in die Luftröhre ein.
  - Ziehen Sie das Laryngoskop zurück, während Sie den Tubus in Position halten.
- Bestätigung der Position des Tubus
  - Achten Sie auf die symmetrische Hebung beider Hemithorax bei der Beatmung.
  - Hören Sie auf die Atemgeräusche auf beiden Seiten des Brustkorbs.
  - Verwenden Sie einen Kapnograph, um das ausgeatmete CO_2 zu messen, um zu bestätigen, dass das Röhrchen richtig sitzt.
  - Zur Bestätigung der Position kann auch ein Thoraxröntgenbild angefertigt werden.
- Rohrbefestigung und Belüftung
  - Befestigen Sie den Tubus fest im Mund des Patienten, um eine unbeabsichtigte Bewegung zu vermeiden.
  - Schließen Sie den Tubus an ein mechanisches Beatmungsgerät oder einen selbstaufblasenden Beutel an, um die Beatmung zu gewährleisten.
- Überwachung nach der Intubation
  - Überwachen Sie regelmäßig die Vitalzeichen des Patienten, die Sauerstoffsättigung und die Lage des Tubus.

- Beurteilen Sie den Komfort und die Sedierung des Patienten und passen Sie die Medikamente gegebenenfalls an.
- Extubation
  - Wenn die zugrunde liegenden Ursachen der Intubation behoben sind, kann der Patient extubiert werden.
  - Vergewissern Sie sich, dass der Patient ausreichend wach ist, auf die Befehle reagiert, einen guten Hustenreflex hat und atemstabil ist.
  - Ziehen Sie den Schlauch schnell zurück, während Sie den Patienten zum Husten auffordern, um Schleim oder Fremdkörper auszustoßen.

Die Beherrschung der Intubationstechnik erfordert eine gründliche Ausbildung und Praxis, da das Verfahren mit Risiken verbunden ist. Besondere Aufmerksamkeit muss der Vorbereitung, der sicheren Durchführung der Intubation und der sorgfältigen Überwachung des intubierten Patienten gewidmet werden.

• Herz-Lungen-Wiederbelebung und Defibrillation

Die Herz-Lungen-Wiederbelebung (CPR) und die Defibrillation sind lebensrettende Maßnahmen bei einem plötzlichen Herzstillstand. Diese Verfahren können die Chancen des Patienten auf ein Überleben und eine Erholung ohne neurologische Folgen erheblich erhöhen.

- Erkennung von Herzstillstand
  - Keine Reaktion auf Stimulation.
  - Fehlende oder abnormale Atmung (wie Gasps).
  - Fehlender Puls.

- Sofortiger Beginn der HLW
  - **Position des Patienten** : Legen Sie den Patienten mit dem Rücken auf eine harte Unterlage.
  - **Thoraxkompression**: Legen Sie Ihre Hände in der Mitte des Brustkorbs übereinander und führen Sie tiefe Kompressionen (mindestens 5 cm) mit einer Rate von mindestens 100-120 pro Minute aus.
  - **Beatmung**: Nach 30 Kompressionen 2 Beatmungen mit offenen Atemwegen, entweder durch Mund-zu-Mund-Beatmung oder mit Hilfe einer Barrierevorrichtung.
- Verwendung des automatisierten externen Defibrillators (AED)
  - Schalten Sie den AED ein, sobald er verfügbar ist.
  - Folgen Sie den gesprochenen oder visuellen Anweisungen des Geräts.
  - Platzieren Sie die Elektroden wie gezeigt (eine unter dem rechten Schlüsselbein und die andere auf der linken unteren Seite des Brustkorbs).
  - Stellen Sie sicher, dass niemand den Patienten berührt, wenn der AED die Herzfrequenz misst.
  - Wenn ein Schock empfohlen wird, vergewissern Sie sich noch einmal, dass niemand den Patienten berührt, und drücken Sie dann die Schocktaste.
- Fortführung der HLW
  - Nach der Defibrillation sofort mit der HLW fortfahren.
  - Wechseln Sie zwischen Herzdruckmassage und Beatmung ab (Verhältnis 30:2).
  - Wenn Sie allein sind, führen Sie die HLW für ca. 2 Minuten durch, bevor Sie den Rhythmus erneut mit dem AED überprüfen.

- Wenn mehrere Helfer anwesend sind, wechseln Sie alle 2 Minuten die Rolle, um Ermüdung zu vermeiden.
- Nach der Reanimation
  - Wenn der Patient Anzeichen für die Rückkehr zum Spontankreislauf zeigt (wie Bewegung, Husten, Atmen), beenden Sie die HLW und beurteilen Sie die Atmung und den Puls.
  - Wenn der Patient normal atmet, bringen Sie ihn in die sichere Seitenlage.
  - Überwachen Sie den Patienten kontinuierlich, während Sie auf den Rettungsdienst warten.
- Erweiterte Übernahme
  - Wenn eine fortgeschrittene medizinische Versorgung verfügbar ist, können Medikamente, Intubation und andere Eingriffe erforderlich sein.
  - Der Patient muss möglicherweise auf der Intensivstation behandelt werden und es sind weitere Untersuchungen erforderlich, um die Ursache des Herzstillstands zu ermitteln.

Bei einem Herzstillstand ist eine schnelle Reaktion von entscheidender Bedeutung. Jede Minute ohne HLW und Defibrillation verringert die Überlebenschancen des Patienten erheblich. Regelmäßige Schulungen und Simulationen von Notfallszenarien sind entscheidend für die Aufrechterhaltung der Kompetenz in HLW und Defibrillation.

Kapitel 4:
HÄUFIGE KRANKHEITEN
UND ÜBERNAHME

Trauma

• Polytrauma

Polytrauma bezieht sich auf schwere Verletzungen, die mehrere Regionen oder Systeme des menschlichen Körpers gleichzeitig betreffen. Diese medizinischen Notfälle erfordern eine schnelle Bewertung, Priorisierung und Intervention, um die Überlebens- und Erholungschancen des Patienten zu maximieren. Hier ist ein detaillierter Überblick über die Behandlung von Polytrauma :

- Erste Bewertung
  - **ABCDE**: Diese Beurteilung konzentriert sich auf den Schutz der Luftwege (Airway), die Atmung (Breathing), den Kreislauf (Circulation), das neurologische Defizit (Disability) und die Exposition/Umgebung (Exposure/Environment).
  - **Stabilisierung**: Die sofortige Stabilisierung der Vitalfunktionen ist wichtig, bevor eine weitere Untersuchung durchgeführt wird.
- Sekundäre Bewertung
  - **Vollständige Untersuchung**: Diese Phase umfasst eine Untersuchung von Kopf bis Fuß, um alle Verletzungen zu identifizieren.
  - **Bildgebung**: Röntgenaufnahmen, CT oder Ultraschall können für eine genauere Beurteilung erforderlich sein.

- Verwaltung der Luftwege und der Atmung
  - Eine Intubation kann erforderlich sein, um die Atemwege zu schützen oder eine angemessene Beatmung zu gewährleisten.
  - Thoraxtraumata wie ein Pneumothorax oder Hämopneumothorax können eine Thorakostomie oder eine Thoraxdrainage erforderlich machen.
- Verkehrsmanagement
  - Kontrolle von äußeren Blutungen durch Kompressionen, Verbände oder Tourniquets.
  - Innere Blutungen können einen chirurgischen oder radiologischen Eingriff zur Stabilisierung erfordern.
- Neurologische Beurteilung und Management
  - Überwachung und Stabilisierung der neurologischen Funktion, Beurteilung des Bewusstseinsniveaus.
  - Vermeidung von Sekundärschäden durch Hirnödem oder Hypoxie.
- Verwaltung von Frakturen
  - Ruhigstellung von Frakturen, um weitere Verletzungen zu verhindern und Schmerzen zu lindern.
  - Einige Frakturen können einen chirurgischen Eingriff zur Fixierung erfordern.
- Sonstige spezifische Interventionen
  - Die Behandlung anderer Verletzungen wie Bauch- oder Beckenverletzungen, Verbrennungen oder thermisches Trauma hängt von der Art und dem Schweregrad der jeweiligen Verletzung ab.
- Posttraumatische Überwachung
  - Polytraumatisierte Patienten müssen auf der Intensivstation oder in der Traumastation engmaschig überwacht werden.
  - Die Schmerzbehandlung, die Überwachung der Lebenszeichen, die Vermeidung von

Komplikationen und die regelmäßige Neubewertung sind von entscheidender Bedeutung.

- Rehabilitation
    - Nach der Stabilisierung benötigen die Patienten häufig eine körperliche Rehabilitation, Beschäftigungstherapie oder andere Therapien, um sich vollständig zu erholen oder sich an neue Einschränkungen anzupassen.
- Psychosoziale Unterstützung
- Die Berücksichtigung der psychologischen Auswirkungen eines Polytraumas ist von entscheidender Bedeutung. Die Patienten benötigen möglicherweise psychologische Betreuung oder Unterstützung bei der Bewältigung der emotionalen Folgen.

Die Behandlung von Polytrauma erfordert einen multidisziplinären Ansatz, der klinisches Fachwissen, Reaktionsfähigkeit und Koordination zwischen verschiedenen Spezialisten verbindet, um die bestmögliche Versorgung zu gewährleisten.

• Schädel-Hirn-Verletzungen

Schädel-Hirn-Trauma (SHT) bezieht sich auf eine Verletzung des Gehirns, die durch ein externes Trauma verursacht wird, sei es durch einen direkten Aufprall auf den Kopf oder durch eine Scherkraft nach einem schnellen Ruck. Sie reichen von leichten Gehirnerschütterungen bis hin zu schweren Hirnverletzungen und können lebenslange Folgen haben. Das Verständnis des Schweregrads, der Bewertung und der Behandlung ist für jeden Angehörigen der Gesundheitsberufe von entscheidender Bedeutung, insbesondere in einer Notfallumgebung.

- Ätiologie und Mechanismus
  - **Häufige Ursachen** : Verkehrsunfälle, Stürze, Gewalttätigkeiten, Sportunfälle.
  - **Mechanismen**: Direkte Kontusion, Schlag und Gegenschlag, Scherverletzungen (axonale Diffusion).
- Klassifizierung
  - **Leicht**: Auch bekannt als Gehirnerschütterung. Häufig kein oder nur ein kurzer Bewusstseinsverlust.
  - **Mäßig** : Bewusstseinsverlust von einigen Minuten bis zu einigen Stunden, mögliche Verwirrung über mehrere Tage oder Wochen.
  - **Schwer:** Längerer Bewusstseinsverlust oder Amnesie, hohes Risiko von Komplikationen.
- Symptome und klinische Anzeichen
  - Kopfschmerzen, Schwindel, Übelkeit.
  - Sehstörungen, Licht- oder Lärmempfindlichkeit.
  - Konzentrations- oder Gedächtnisschwierigkeiten.
  - Änderungen der Stimmung oder des Verhaltens
- Bewertung und Diagnose
  - **ABCDE**: Wie bei allen Traumata ist die anfängliche Stabilisierung von entscheidender Bedeutung.
  - **Glasgow Coma Scale (GCS)**: Ein Standardinstrument zur Beurteilung des Bewusstseinszustandes.
  - **Bildgebung**: Gehirnscanner zur Identifizierung von Blutungen, Frakturen oder anderen Läsionen.
- Erstmalige Behandlung
  - Stabilisierung der Atemwege, der Atmung und des Kreislaufs.

- Ruhigstellung der Halswirbelsäule bei Verdacht auf eine Verletzung der Halswirbelsäule.
- Reduzierung des Hirnödems mit Medikamenten wie Mannitolen.
- Strenge neurologische Überwachung.
- Mögliche Komplikationen
  - Intrakranielle Hämatome: epidurale, subdurale, intraparenchymatöse Hämatome.
  - Hirnödem.
  - Infektionen, wenn der Schädel offen oder gebrochen ist.
  - Eingaben.
- Rehabilitation und Überwachung
  - Fortlaufende neurologische Bewertung.
  - Physiotherapie, Logopädie und Ergotherapie.
  - Beratung oder Therapie bei emotionalen oder Verhaltensstörungen.
  - Aufklärung des Patienten und der Familie über die Anzeichen von Komplikationen oder Verschlechterungen.
- Prävention
  - Tragen von Helmen bei der Ausübung von Risikosportarten oder -aktivitäten.
  - Maßnahmen zur Verkehrssicherheit.
  - Vermeidung von Stürzen, insbesondere bei älteren Menschen.

Die Behandlung von SHT erfordert eine umfassende klinische Wachsamkeit und Expertise. Während sich viele von einer leichten Gehirnerschütterung vollständig erholen, können schwere SHT langfristige Folgen haben, die eine multidisziplinäre Behandlung erfordern, um die Genesung zu optimieren.

Akute medizinische Erkrankungen

• Myokardinfarkt

Ein Myokardinfarkt, auch als Herzinfarkt bekannt, ist das Ergebnis einer Unterbrechung der Blutzufuhr zu einem Teil des Herzmuskels, was zu Ischämie und Gewebsnekrose führt. Dieser akute medizinische Zustand ist eine der Hauptursachen für Morbidität und Mortalität weltweit. Eine schnelle Behandlung und eine genaue Diagnose sind entscheidend, um die Ergebnisse für den Patienten zu optimieren.

- Ätiologie und Pathophysiologie
  - **Häufige Ursachen** : Verschluss einer Koronararterie durch ein Gerinnsel, oft als Folge des Aufbrechens einer atherosklerotischen Plaque.
  - **Ischämie und Nekrose**: Verlust der Sauerstoffversorgung, der zu Zellschäden und schließlich zum Tod der Herzmuskelzellen führt.
- Klinische Darstellung
  - Schmerzen in der Brust, die oft als Druck oder Quetschung beschrieben werden.
  - Ausstrahlung des Schmerzes in den linken Arm, den Kiefer, den Rücken oder die Schulter.
  - Kurzatmigkeit, Schwitzen, Übelkeit, Schwindel.
- Diagnose
  - **Elektrokardiogramm (EKG)**: Weist auf Anomalien hin, die spezifisch für Ischämie oder Infarkt sind.
  - **Bluttests**: Erhöhung der Herzenzyme wie Troponin.
  - **Andere Untersuchungen**: Echokardiographie, Koronarangiographie.

- Erstmalige Behandlung
  - **Medikamentöse Behandlung**: Aspirin, Nitrate, Beta-Blocker, Antikoagulantien.
  - **Reperfusion**: Thrombolyse oder primäre Angioplastie, um den Blutfluss wiederherzustellen.
- Langfristige Verwaltung
  - Medikamente: Statine, ACE-Hemmer, Thrombozytenaggregationshemmer.
  - Änderungen des Lebensstils: Ausgewogene Ernährung, Raucherentwöhnung, körperliche Betätigung.
  - Kardiale Rehabilitation: Ein beaufsichtigtes Programm zur Verbesserung der kardiorespiratorischen Kapazität und zur Reduzierung von Risikofaktoren.
- Komplikationen
  - Herzinsuffizienz: Unfähigkeit des Herzens, effektiv zu pumpen.
  - Arrhythmien: Abnormale Herzrhythmen, die tödlich sein können.
  - Herzruptur: Bruch des Herzmuskels oder der Herzwand.
- Prävention
  - Kontrolle der Risikofaktoren: Bluthochdruck, hoher Cholesterinspiegel, Diabetes.
  - Öffentliche Aufklärung: Erkennung von Symptomen und schnelles Eingreifen.
- Emotionale und psychosoziale Unterstützung
  - Unterstützung bei der Behandlung von Angstzuständen, Depressionen oder posttraumatischem Stress, die nach einem Herzinfarkt auftreten können.
  - Ratschläge für Patienten und Familien zur Rückkehr in ein normales Leben, einschließlich der Wiederaufnahme von körperlicher Aktivität und intimen Beziehungen.

Der Myokardinfarkt ist ein medizinischer Notfall, der eine schnelle und wirksame Intervention erfordert. Prävention, Früherkennung und ein umfassendes Management sind entscheidend, um die Lebensqualität der Patienten zu verbessern und das Risiko künftiger Komplikationen zu verringern.

• AVC

Ein Schlaganfall, allgemein als AVC bekannt, tritt auf, wenn die Blutzufuhr zu einem Teil des Gehirns unterbrochen wird, was zu einer Ischämie der Nervenzellen führt, die einen schnellen Verlust der Gehirnfunktion zur Folge haben kann. Der Schlaganfall ist ein medizinischer Notfall und eine schnelle Behandlung kann den Hirnschaden und die Komplikationen erheblich reduzieren.

- Ätiologie und Pathophysiologie
  - **Ischämischer Schlaganfall**: Verursacht durch den Verschluss einer Hirnarterie. Dies ist der häufigste Schlaganfalltyp.
  - **Hämorrhagischer Schlaganfall**: Resultiert aus dem Reißen eines Blutgefäßes im Gehirn.
  - **Risikofaktoren**: Bluthochdruck, Rauchen, Atherosklerose, Vorhofflimmern.
- Klinische Darstellung
  - Schwäche oder Lähmung auf einer Seite des Körpers.
  - Schwierigkeiten beim Sprechen oder Verstehen.
  - Sehstörungen.
  - Verlust des Gleichgewichts oder der Koordination
  - Plötzliche, starke Kopfschmerzen.
- Diagnose
  - **Anfangsbeurteilung**: FAST (Face, Arm, Speech, Time) für eine schnelle Beurteilung.

- **Bildgebung**: Computertomographie (CT) oder Kernspintomographie (MRT) des Gehirns.
- **Andere Untersuchungen**: EKG, Ultraschall der Halsschlagader.
- Erstmalige Behandlung
  - **Bei ischämischem Schlaganfall**: Thrombolyse, Antikoagulanzien.
  - **Bei hämorrhagischem Schlaganfall**: Kontrolle des Blutdrucks, eventuell Operation zur Linderung des intrakraniellen Drucks.
- Rehabilitation und Erholung
  - Physiotherapie zur Verbesserung der Mobilität und der Kraft.
  - Ergotherapie zur Wiedererlangung der Unabhängigkeit bei den täglichen Aktivitäten.
  - Logopädie für Sprachstörungen.
- Komplikationen
  - Muskelatrophie.
  - Schluckbeschwerden.
  - Depressionen nach Schlaganfall.
- Sekundäre Prävention
  - Kontrolle der Risikofaktoren: blutdrucksenkende Medikation, Statine.
  - Chirurgie: wie die Karotis-Endarteriektomie bei bestimmten Stenosen.
  - Patientenaufklärung: Diät, Bewegung, Raucherentwöhnung.
- Psychologische Unterstützung
  - Unterstützung der Patienten und ihrer Familien bei der Anpassung an die Veränderungen im Leben.
  - Selbsthilfegruppen für Patienten und pflegende Angehörige.
- Wiederaufnahme des täglichen Lebens
  - Ratschläge zur Wiederaufnahme des Fahrens, der Arbeit und der sozialen Aktivitäten.

- Sensibilisierung für die Bedeutung der kontinuierlichen medizinischen Überwachung.

Ein Schlaganfall ist eine Erkrankung, die das Leben der Patienten und ihrer Familien stark beeinträchtigen kann. Eine frühzeitige Behandlung, eine umfassende Rehabilitation und eine kontinuierliche Unterstützung können dazu beitragen, die Genesung zu maximieren und die Lebensqualität nach einem Schlaganfall zu verbessern. Prävention ist von größter Bedeutung und es ist wichtig, das Bewusstsein für die Warnsignale zu schärfen und darauf hinzuweisen, wie wichtig es ist, bei Auftreten von Symptomen sofort einen Arzt aufzusuchen.

• Asthmaanfälle

Asthma ist eine chronische Erkrankung der Atemwege, die durch eine Entzündung und Verengung der Bronchien gekennzeichnet ist, was zu wiederkehrenden Episoden von Kurzatmigkeit, pfeifenden Geräuschen in der Brust, Husten und Engegefühl in der Brust führt. Diese Symptome können in ihrer Intensität variieren und in schweren Fällen zu einem lebensbedrohlichen Asthmaanfall führen.

- Ätiologie und Pathophysiologie
  - **Häufige Auslöser** : Allergene, Infektionen der Atemwege, Bewegung, kalte Luft, Stress.
  - **Entzündungsreaktion**: Freisetzung von chemischen Mediatoren, die Ödeme, Schleimproduktion und Bronchialverengung verursachen.
- Klinische Darstellung
  - Kurzatmigkeit.
  - Pfeifen beim Ausatmen.
  - Husten, oft nachts.
  - Engegefühl in der Brust.

- Diagnose
  - **Krankengeschichte**: Häufigkeit, Dauer, Auslöser.
  - Atemfunktionsprüfung (RFE): Messung des ein- und ausgeatmeten Luftvolumens.
  - **Reversibilitätstest**: Messung der Verbesserung mit einem Bronchodilatator.
- Erstbehandlung bei einem Anfall
  - Schnell wirkende Bronchodilatatoren: Wie Salbutamol.
  - Sauerstoff: Wenn die Sauerstoffsättigung niedrig ist.
  - **Systemische Kortikoide**: Um die Entzündung in schweren Fällen zu reduzieren.
  - **Überwachung**: Regelmäßige Bewertung der Vitalzeichen, der Atemarbeit und der Sauerstoffsättigung.
- Langfristige Behandlung
  - Lang wirkende Bronchodilatatoren: Wie Formoterol.
  - **Inhalative Entzündungshemmer**: Wie Kortikosteroide.
  - **Vermeidung von Auslösern**: Kontrolle von Allergenen, Einstellung des Rauchens.
- Komplikationen
  - Asthmastatus: Schwere Asthmaanfälle, die nicht auf die anfängliche Behandlung ansprechen.
  - Ateminsuffizienz.
- Prävention
  - Asthma-Aktionsplan: Erstellung eines schriftlichen Plans zur Erkennung und Behandlung einer frühen Exazerbation.
  - Impfungen: Wie die Grippeimpfung.
  - Bildung: Inhalationstechniken, Erkennung von Symptomen.

- Psychosoziale Unterstützung
  - Bewältigung von Angst und Stress im Zusammenhang mit Asthma.
  - Selbsthilfegruppen für Patienten und ihre Familien.
- Bedeutung der Selbstüberwachung
  - Verwendung des Peak-Flow-Meters zur Überwachung der Lungenfunktion zu Hause.
  - Symptomtagebuch zur Identifizierung und Vermeidung von Auslösern.

Ein Asthmaanfall ist ein medizinischer Notfall, der ein schnelles Eingreifen erfordert. Das Verständnis und der Umgang mit der Krankheit sind entscheidend, um Exazerbationen zu verhindern, die Lebensqualität zu verbessern und das Risiko von Komplikationen zu verringern. Die Aufklärung des Patienten und eine starke Partnerschaft zwischen dem Patienten und dem Gesundheitspersonal sind der Schlüssel zu einem erfolgreichen Management.

Kapitel 5:
KOMMUNIKATION IN NOTSITUATIONEN

Zusammenarbeit
mit dem medizinischen Team

• Zusammenarbeit mit Ärzten

In einem so komplexen und dynamischen Umfeld wie der Notaufnahme ist die enge Zusammenarbeit zwischen Krankenschwestern und Ärzten von entscheidender Bedeutung. Eine effektive Teamarbeit kann die Patientenversorgung, die Sicherheit und die Qualität der Pflege erheblich verbessern und zu einem harmonischen Arbeitsumfeld beitragen.

- Verständnis der jeweiligen Rollen
  - **Krankenpfleger**: Klinische Überwachung, Verabreichung von Medikamenten, Patientenaufklärung, Koordinierung der Pflege.
  - **Ärzte**: Diagnose, therapeutische Entscheidungen, invasive Verfahren.
- Effektive Kommunikation
  - **SBAR (Situation, Background, Assessment, Recommendation)** : Ein strukturiertes Instrument zur Erleichterung der Informationsübermittlung.
  - **Aktives Zuhören**: Die Perspektive des anderen verstehen, Fragen stellen und Zweifel klären.
- Kollegiale Entscheidung
  - **Beratung**: Besprechung komplexer Pflegepläne oder unklarer Fälle.
  - **Konstruktiver Austausch** : Einbringen von Ideen auf der Grundlage der jeweiligen Erfahrungen und Kenntnisse.

- Gegenseitiger Respekt
  - **Anerkennung von Fachwissen**: Wertschätzung des einzigartigen Beitrags eines jeden Fachmanns.
  - **Konfliktmanagement**: Offener Umgang mit Meinungsverschiedenheiten und Suche nach gemeinsamen Lösungen.
- Gemeinsame Fortbildung
  - **Klinische Sitzungen**: Fallpräsentationen, Updates zu neuen Praktiken.
  - **Simulationen**: Übungen für Notfallsituationen, die die Zusammenarbeit stärken.
- Unterstützung bei Vorfällen
  - **Nachbesprechungen**: Besprechung schwieriger Fälle oder unerwünschter Ereignisse.
  - **Emotionale Unterstützung**: Erkennen Sie Stress und Erschöpfung, bieten Sie ein offenes Ohr.
- Verteilung der Verantwortlichkeiten
  - **Delegation**: Wissen, wann und wie bestimmte Aufgaben oder Verantwortlichkeiten delegiert werden können.
  - **Autonomie der Krankenschwester/des Krankenpflegers**: Anerkennung und Unterstützung der Kompetenzen und der Entscheidungsfindung der Krankenschwester/des Krankenpflegers.
- Interdisziplinarität
  - **Zusammenarbeit mit anderen Fachleuten**: Apotheker, Sozialarbeiter, Physiotherapeuten, etc.
  - **Multidisziplinäre Sitzungen**: Förderung einer ganzheitlichen Sicht des Patienten.

Die Zusammenarbeit mit den Ärzten ist ein Grundpfeiler für eine optimale Versorgung in der Notaufnahme. Dies erfordert eine transparente Kommunikation, gegenseitigen Respekt und die gemeinsame Bereitschaft, voneinander zu lernen. Durch die Pflege dieser Beziehungen können Pfleger und Ärzte nicht nur die Pflege verbessern, sondern auch ihre eigene Berufserfahrung bereichern.

• Synergie mit anderen Krankenschwestern

In einer hektischen und unvorhersehbaren Umgebung wie der Notaufnahme ist der Zusammenhalt und die Zusammenarbeit zwischen den Pflegekräften von entscheidender Bedeutung. Diese Synergie stärkt die Qualität der Pflege, optimiert die Ressourcen und schafft eine Arbeitsatmosphäre, in der sich jedes Mitglied wertgeschätzt und unterstützt fühlt.

- Komplementarität der Kompetenzen
  - **Erkennen Sie die Stärken jedes Einzelnen**: Einige Krankenpfleger haben möglicherweise spezielle Fähigkeiten oder Erfahrungen.
  - **Voneinander lernen**: Profitieren Sie von dem Wissen und den Tipps, die von erfahreneren Kollegen weitergegeben werden.
- Offene und transparente Kommunikation
  - **Regelmäßiger Austausch**: Austausch von Informationen über Patienten, Änderungen von Protokollen oder Herausforderungen.
  - **Konstruktives Feedback**: Förderung einer Feedback-Kultur zur kontinuierlichen Verbesserung.
- Gegenseitige Unterstützung
  - **Abdeckung während der Pausen**: Sicherstellen, dass die Patienten von Kollegen während ihrer Ruhezeiten überwacht werden.

- **Hilfe in Zeiten hoher Auslastung**: Spontane Hilfe für einen überlasteten Kollegen.
- Planung und Koordination
  - **Aufgabenverteilung**: Verteilen Sie die Verantwortlichkeiten entsprechend Ihren Fähigkeiten, Präferenzen und der Anzahl der Patienten.
  - **Pflegeübergänge**: Sicherstellung einer klaren Übergabe bei Teamwechseln.
- Berufliche Entwicklung
  - **Gruppenbildung**: Organisieren Sie gemeinsame Lernsitzungen.
  - **Mentoring** : Erfahrene Pflegekräfte können Neulinge anleiten und beraten.
- Umgang mit Konflikten
  - **Proaktive Lösung**: Ansprechen von Meinungsverschiedenheiten in einer offenen und respektvollen Weise.
  - **Mediation**: Hinzuziehung eines Dritten, z.B. eines Teamleiters, um die Lösung von Konflikten zu erleichtern.
- Feiern von Erfolgen
  - **Gegenseitige Anerkennung**: Einem Kollegen ein Kompliment für eine gut gemachte Arbeit machen.
  - **Team-Events**: Organisieren Sie entspannende Momente, um den Zusammenhalt zu stärken.
- Wohlbefinden und emotionale Unterstützung
  - **Austausch von Emotionen** : Besprechung von schwierigen Fällen oder belastenden Ereignissen.
  - **Gegenseitige Ermutigung**: Sich gegenseitig in schwierigen Zeiten unterstützen, daran erinnern, wie wichtig es ist, sich um sich selbst zu kümmern.

Die Synergie zwischen den Pflegern stärkt nicht nur die Qualität der Pflege, sondern auch die berufliche Zufriedenheit jedes Einzelnen. In der Hektik der Notaufnahme ist diese Solidarität der Kitt, der das Team zusammenhält, effizient und belastbar macht.

Kommunikation mit den Patienten und Familien

• Mitgefühl im Umgang mit Schmerz

Schmerz, ob physisch, emotional oder psychologisch, ist eine universelle und zutiefst menschliche Erfahrung. In der Notaufnahme, wo Patienten oft in akuten Notsituationen eingeliefert werden, ist Mitgefühl ein Eckpfeiler der Krankenpflege. Sie geht über die bloße medizinische Handlung hinaus und berührt die Essenz der Menschlichkeit des Patienten.

- Schmerz verstehen
  - **Die Komplexität von Schmerz**: Erkennen Sie, dass Schmerz subjektiv ist und von physiologischen, psychologischen und sozialen Faktoren beeinflusst werden kann.
  - **Schmerzarten**: Unterscheidung zwischen akutem, chronischem, neuropathischem, somatischem Schmerz etc.
- Zuhören und Validierung
  - **Aufmerksame Präsenz**: Dem Patienten die volle Aufmerksamkeit schenken, wenn er seine Schmerzen äußert.
  - **Validierung von Gefühlen** : Die Erfahrung des Patienten anerkennen und validieren, ohne zu urteilen.

- Ganzheitliche Bewertung von Schmerzen
  - **Schmerzskalen**: Verwenden Sie standardisierte Instrumente zur Bewertung der Schmerzintensität.
  - **Suche nach den zugrunde liegenden Ursachen** : Verständnis der auslösenden oder verschlimmernden Faktoren.
- Interventionen bei der Schmerzbehandlung
  - **Pharmakologische Interventionen**: Analgetische, entzündungshemmende, adjuvante Medikamente.
  - **Nicht-pharmakologische Interventionen**: Entspannungstechniken, Ablenkung, manuelle Therapien.
- Die Rolle der Empathie
  - **Sich in den Patienten hineinversetzen**: Sich vorstellen, wie der Patient sich fühlt, um die eigene Reaktion anzupassen.
  - **Vermeidung von mitfühlendem Burnout**: Sich seiner eigenen Emotionen bewusst werden und wissen, wann man um Hilfe bitten sollte.
- Therapeutische Kommunikation
  - **Gesprächstechniken**: Offene Fragen stellen, umformulieren, Berührungen angemessen einsetzen.
  - **Umgang mit starken Emotionen** : Bieten Sie Unterstützung an, wenn der Patient Wut, Frustration oder Angst äußert.
- Die spirituelle und kulturelle Dimension des Schmerzes
  - **Respekt vor Überzeugungen**: Verstehen, wie Kultur oder Spiritualität die Wahrnehmung von Schmerzen beeinflussen können.
  - **Anpassung der Pflege**: Berücksichtigung der Vorlieben und Überzeugungen des Patienten bei der Pflege.

- Selbstfürsorge und Resilienz
  - **Erkennen Sie die Anzeichen von Erschöpfung**: Müdigkeit, Reizbarkeit, Losgelöstheit.
  - **Strategien zur Erhaltung**: Entspannungstechniken, Supervision, Erfahrungsaustausch mit Kollegen.

Mitgefühl im Umgang mit Schmerzen ist ein heikles Gleichgewicht zwischen dem Wunsch nach Linderung und der Fähigkeit, emotional stabil zu bleiben. Für das Pflegepersonal in der Notaufnahme ist die Fähigkeit, mitfühlend auf Schmerzen zu reagieren, von entscheidender Bedeutung, um eine qualitativ hochwertige Pflege zu leisten und gleichzeitig das eigene Wohlbefinden zu bewahren.

Umgang mit den Ängsten der Angehörigen
Die Angst der Angehörigen, wenn sie einen Patienten in die Notaufnahme begleiten, ist greifbar und verständlich. Angesichts der Ungewissheit, der Angst und oft auch der Hilflosigkeit können diese Gefühle die Behandlung des Patienten und das Wohlbefinden des Pflegepersonals beeinträchtigen. Der Umgang mit diesen Ängsten ist nicht nur für das Wohlbefinden der Angehörigen, sondern auch für den reibungslosen Ablauf der Pflege von entscheidender Bedeutung.

- Anerkennung und Validierung
  - **Herzliche Begrüßung**: Ein beruhigender erster Eindruck kann viele Bedenken entschärfen.
  - **Validierung von Emotionen**: Erkennen und akzeptieren Sie die Gefühle der Angehörigen, ohne zu urteilen.

- Transparente Kommunikation
  - **Regelmäßige Aktualisierung**: Informieren Sie die Angehörigen über die Schritte der Betreuung, auch wenn sich nichts Wesentliches geändert hat.
  - **Aktives Zuhören**: Geben Sie den Angehörigen die Möglichkeit, ihre Bedenken und Fragen zu äußern.
- Bildung und Information
  - Einfache **und klare Erklärungen**: Verwenden Sie eine verständliche Sprache, um Verfahren oder den Zustand des Patienten zu erklären.
  - **Schriftliche Hilfsmittel**: Bereitstellung von Broschüren oder Informationsblättern über gängige Verfahren oder die jeweilige Erkrankung.
- Gewidmeter Bereich
  - **Gemütliches Wartezimmer**: Eine friedliche Umgebung kann Ängste reduzieren.
  - **Ruheräume**: Stellen Sie Räume zur Verfügung, in denen Sie sich ausruhen, neue Energie tanken oder einen Moment fernab von Lärm und Hektik verbringen können.
- Einsatz engagierter Fachleute
  - **Sozialarbeiter**: Um psychosoziale Unterstützung oder geeignete Ressourcen anzubieten.
  - **Psychologen**: Intervention in besonders traumatischen Situationen.
- Umgang mit Konfliktsituationen
  - **Entschärfungstechniken**: Sich angespannten Situationen mit Ruhe und Selbstvertrauen nähern.
  - **Sicherheitsprotokolle**: Wissen, wann und wie der Sicherheitsdienst oder die Ordnungskräfte zu rufen sind.

- Beteiligung an der Pflege
    - **Beteiligung an der Pflege**: Den Angehörigen die Möglichkeit geben, sich, wenn möglich, an der Grundpflege oder dem Komfort des Patienten zu beteiligen.
    - **Unterstützung bei Entscheidungen**: Einbeziehung der Angehörigen in die Diskussion über die Wahl der Behandlung.
- Vorbereitung auf die Entlassung oder den Transfer
    - **Klare Erklärungen**: Informieren Sie die Angehörigen über die nächsten Schritte, ob es sich um eine Verlegung, eine Krankenhausaufnahme oder eine Entlassung handelt.
    - **Koordination mit anderen** Abteilungen: Sicherstellung eines reibungslosen Übergangs zu anderen Abteilungen oder Institutionen.

Der Umgang mit den Ängsten der Angehörigen erfordert eine Kombination aus Kommunikationsfähigkeiten, Einfühlungsvermögen und technischem Wissen. Die Herausforderung für das Pflegepersonal besteht darin, diese Balance zu finden und sicherzustellen, dass sich die Angehörigen unterstützt und informiert fühlen, während gleichzeitig die Qualität und Effizienz der Pflege des Patienten erhalten bleibt.

Kapitel 6:
UMGANG MIT STRESS
UND BURNOUT ZU VERMEIDEN

Verstehen Sie
Stressquellen in der Notaufnahme

Die Notaufnahme ist ein besonders intensives Umfeld, in dem Entscheidungen oft schnell getroffen werden müssen und sich Situationen innerhalb eines Augenblicks ändern können. Das Verständnis der spezifischen Stressquellen in dieser Umgebung ist entscheidend, um besser damit umgehen zu können und das Wohlbefinden des medizinischen Personals zu erhalten.

- Zulauf von Patienten
  - **Spitzenbelastungen**: Zu bestimmten Zeiten, wie an Wochenenden oder in den Ferien, kann es zu einem Massenzustrom von Patienten kommen.
  - **Lange Wartezeiten** : Der Druck, volle Wartezimmer und lange wartende Patienten zu sehen, kann ermüdend sein.
- Schwere der Fälle
  - **Kritische Situationen**: Die Behandlung von Patienten in Situationen, in denen es um Leben und Tod geht, versetzt das Personal in ständige Alarmbereitschaft.
  - **Folgenschwere Entscheidungen**: Jede Entscheidung, insbesondere bei kritischen Patienten, kann weitreichende Auswirkungen haben.

- Komplexität der Fälle
  - **Polypathologische Patienten**: Der gleichzeitige Umgang mit mehreren medizinischen Problemen erfordert eine erhöhte Wachsamkeit.
  - **Mangel an Vorgeschichte** : Die Unkenntnis der medizinischen Vorgeschichte eines Patienten kann die Diagnose und Behandlung erschweren.
- Emotionale Faktoren
  - **Beziehungen zu Patienten und ihren Familien**: Die Emotionen der Angehörigen, Angst, Furcht oder Wut können das Personal beeinflussen.
  - **Traumatische Situationen** : Zeuge von Leid, Tod oder tragischen Ereignissen zu sein, hat einen emotionalen Einfluss.
- Logistischer Druck
  - **Mangel an Ressourcen**: Ein Mangel an Ausrüstung, Betten oder Personal kann den Druck erhöhen.
  - **Schnelle Rotation** : Die Notwendigkeit, Betten schnell freizumachen, um neue Patienten aufzunehmen.
- Interprofessionelle Beziehungen
  - **Zusammenarbeit mit verschiedenen Spezialisten** : Die Notwendigkeit, sich mit anderen Diensten oder Fachärzten zu koordinieren.
  - **Teamdynamik**: Spannungen oder Meinungsverschiedenheiten innerhalb des Teams können Stress verursachen.
- Gleichgewicht zwischen Berufs- und Privatleben
  - **Unregelmäßige Arbeitszeiten**: Nachtschichten, lange Arbeitszeiten oder Bereitschaftsdienste können das persönliche Leben beeinträchtigen.

- **Geistige Belastung**: Die Arbeit mit nach Hause nehmen, sei es physisch oder emotional.
- Physische Umgebung
  - **Lärm und Unruhe**: Das ständige Kommen und Gehen, die Alarme und die allgemeine Unruhe können anstrengend sein.
  - **Physische Anforderungen**: Langes Stehen, Heben von Patienten, repetitive Bewegungen.

Das Verständnis dieser Stressquellen ist der erste Schritt zur Entwicklung von Bewältigungs- und Resilienzstrategien. Indem sie die spezifischen Herausforderungen der Notaufnahme erkennen, können sich die Mitarbeiter des Gesundheitswesens besser vorbereiten, sich anpassen und die Unterstützung suchen, die sie benötigen, um eine gesunde und nachhaltige Praxis aufrechtzuerhalten.

Entspannungstechniken und Dekompression

Nach stundenlangem Umgang mit Notfallsituationen kann das Pflegepersonal ein hohes Maß an körperlicher und geistiger Anspannung verspüren. Es ist wichtig, dass Sie lernen, sich zu entspannen und zu dekomprimieren, um Ihr Wohlbefinden und Ihre Fähigkeit, eine qualitativ hochwertige Pflege zu leisten, zu erhalten. Hier sind einige effektive Techniken und Methoden zur Förderung von Entspannung und Dekompression:

- Tiefe Atmung
  - **4-7-8-Technik**: Atmen Sie 4 Sekunden lang durch die Nase ein, halten Sie den Atem 7 Sekunden lang an und atmen Sie dann 8 Sekunden lang durch den Mund aus. Diese

Methode eignet sich hervorragend, um den Geist schnell zu beruhigen.

- **Bauchatmung**: Konzentrieren Sie sich auf das Atmen mit dem Bauch statt mit der Brust, um maximale Entspannung zu erreichen.
- Meditation und Bewusstsein
  - **Geführte Meditation**: Verwenden Sie Anwendungen oder Aufnahmen, um einer Meditationssitzung zu folgen.
  - **Achtsamkeit**: Seien Sie im Augenblick präsent, beobachten Sie Ihre Empfindungen und Gedanken, ohne zu urteilen.
- Körperliche Betätigung
  - **Yoga**: Die Körperhaltungen und die Atmung des Yoga können helfen, Muskelverspannungen zu lösen und den Geist zu beruhigen.
  - **Schnelles Gehen oder Joggen**: Herz-Kreislauf-Training setzt Endorphine frei, die starke natürliche Schmerzmittel sind.
- Visualisierungstechniken
  - **Geführte Visualisierung**: Stellen Sie sich vor, Sie wären an einem friedlichen Ort, z.B. an einem Strand oder in einem Wald, um der Hektik des Augenblicks zu entfliehen.
  - **Positive Visualisierung**: Konzentrieren Sie sich auf positive Ergebnisse und glückliche Szenarien, um Ihre Stimmung zu heben.
- Progressive Muskelentspannung
  - Lernen Sie, jede Muskelgruppe anzuspannen und wieder zu entspannen, angefangen bei den Zehen bis hin zum Kopf.
- Reflektierendes Schreiben
  - **Dankbarkeitstagebuch**: Notieren Sie jeden Tag drei Dinge, für die Sie dankbar sind.

- **Dekompressionstagebuch**: Schreiben Sie Ihre Erfahrungen, Gefühle und Gedanken auf, um sie zu externalisieren.
- Musik hören
  - Bevorzugen Sie beruhigende Melodien oder Naturgeräusche, um die Entspannung zu fördern. Auch Musik, die Sie mögen, kann Sie aufmuntern.
- Techniken der Selbstmassage
  - **Schläfenmassage**: Ideal zur Linderung von Kopfschmerzen.
  - **Hand- und Handgelenksmassage**: Nützlich für Krankenpfleger, die sich wiederholende manuelle Tätigkeiten ausführen.
- Regelmäßige Pausen
  - Legen Sie kurze Pausen ein, um den Körper zu strecken, die Augen zu schließen oder einfach tief durchzuatmen.
- Warme Bäder und Duschen
- Die Wärme entspannt die Muskeln und sorgt für ein Gefühl des Wohlbefindens.
- Alternative Therapien
- **Akupunktur**: Kann helfen, Stress und Anspannung zu lindern.
- **Aromatherapie**: Die Verwendung von ätherischen Ölen wie Lavendel oder Kamille kann eine beruhigende Wirkung haben.

Wichtig ist, dass Sie erkennen, wann Sie sich entspannen müssen und sich die Zeit dafür nehmen. Wenn Sie diese Techniken in Ihre tägliche Routine integrieren, kann dies dazu beitragen, Burnout vorzubeugen und Ihre Lebensqualität sowohl bei der Arbeit als auch außerhalb zu verbessern.

Aufsicht
und die Unterstützung unter Kollegen

Die Notaufnahme ist ein Umfeld, in dem stressige und unvorhersehbare Situationen an der Tagesordnung sind. In diesem Zusammenhang sind Supervision und Unterstützung unter Kollegen von entscheidender Bedeutung, um eine qualitativ hochwertige Versorgung der Patienten zu gewährleisten und gleichzeitig die psychische und emotionale Gesundheit des Pflegepersonals zu schützen.

- Die Bedeutung der Aufsicht:
  - **Kontinuierliches Lernen**: Supervision ermöglicht es weniger erfahrenen Pflegekräften, von den Kenntnissen und dem Fachwissen ihrer erfahreneren Kollegen zu profitieren.
  - **Verbesserung der Praxis**: Durch die Supervision kann das Pflegepersonal seine klinischen Techniken und Ansätze anpassen und verbessern.
  - **Vermeidung von Fehlern**: Ein zweites Paar Augen oder eine zweite Meinung kann helfen, medizinische Fehler zu vermeiden.
- Der Wert der gegenseitigen Unterstützung:
  - **Gemeinsame Emotionen**: Der Austausch über schwierige Situationen hilft, die Last der Emotionen und der Verantwortung nicht allein zu tragen.
  - **Praktische Ratschläge**: Kollegen können Tipps oder Techniken anbieten, die sich in ähnlichen Situationen bewährt haben.
  - **Teamzusammenhalt**: Gegenseitige Unterstützung stärkt die Solidarität des Teams und fördert eine bessere Zusammenarbeit.

- Modalitäten der Aufsicht:
  - **Regelmäßige Treffen**: Organisieren Sie spezielle Zeiten, um sich über Praktiken, komplexe Fälle und Schwierigkeiten auszutauschen.
  - **Echtzeitbeobachtung**: Erfahrene Pflegekräfte können ihre Kollegen bei der Durchführung von technischen Maßnahmen beobachten und beraten.
- Schaffung einer vertrauenswürdigen Umgebung:
  - **Offene Kommunikation**: Ermutigen Sie die Teammitglieder, ihre Bedenken und Fragen ohne Angst vor Verurteilung mitzuteilen.
  - **Gegenseitiger Respekt**: Wertschätzung des Beitrags jedes Teammitglieds, unabhängig von seiner Erfahrung
- Strategien zur emotionalen Unterstützung:
  - **Gesprächsgruppen**: Organisieren Sie Sitzungen, in denen das Team über seine Gefühle und Emotionen sprechen kann.
  - **Aktives Zu hören**: Lernen Sie, Ihren Kollegen zuzuhören, ohne sie zu unterbrechen, und bieten Sie ihnen Raum, um sich auszudrücken.
- Weiterbildung:
  - **Workshops**: Organisation von Workshops zum Austausch von bewährten Verfahren und neuesten Entwicklungen im Bereich der Notfallversorgung.
  - **Konstruktives Feedback**: Geben Sie wohlwollendes und konstruktives Feedback, damit sich jeder weiterentwickeln kann.
- Wohlbefinden des Teams:
  - **Entspannungsaktivitäten**: Organisieren Sie Aktivitäten außerhalb der Arbeit, um den Zusammenhalt des Teams zu stärken und

jedem Einzelnen die Möglichkeit zu geben, sich zu entspannen.

• **Burnout-Sensibilisierung**: Achten Sie auf Anzeichen von Müdigkeit und Burnout und fördern Sie den Dialog über dieses Thema.

Supervision und Unterstützung unter Kollegen sind von entscheidender Bedeutung, um die Qualität der Pflege zu gewährleisten und gleichzeitig das Wohlbefinden der Pflegekräfte zu schützen. In einem so anspruchsvollen Umfeld wie der Notaufnahme ist es nicht nur gut, sondern lebenswichtig, sich um einander zu kümmern.

Kapitel 7:
ETHIK UND BERUFSETHOS

Die Prinzipien der medizinischen Ethik

Die medizinische Ethik leitet das Verhalten der Angehörigen der Gesundheitsberufe in ihrer täglichen Praxis. Diese Prinzipien sollen die Qualität der Pflege, den Respekt für den Patienten und die Menschenwürde gewährleisten. Notfälle mit ihrer unvorhersehbaren Natur und ihrem schnellen Tempo können die Einhaltung dieser Grundsätze durch das medizinische Team auf die Probe stellen. Dennoch ist es wichtig, dass sie eingehalten werden, um das Vertrauen zwischen Pflegepersonal und Patienten zu erhalten.

*   Prinzip der Autonomie:
    *   **Respekt vor den Entscheidungen des Patienten**: Der Patient hat das Recht, nach angemessener Aufklärung über seine Behandlung zu entscheiden.
    *   **Einwilligung nach Aufklärung**: Vor jeder Intervention oder Behandlung muss sichergestellt werden, dass der Patient die Auswirkungen verstanden und akzeptiert hat.
*   Prinzip der Wohltätigkeit:
    *   **Zum Wohle des Patienten handeln**: Jede Handlung oder Entscheidung muss im Interesse des Patienten getroffen werden, um seinen Zustand oder sein Wohlbefinden zu verbessern.
    *   **Gesundheitsförderung**: Über die Notfallversorgung hinaus sollte der Patient über die besten Praktiken für seine langfristige Gesundheit beraten werden.

- Prinzip des Nicht-Schadens:
  - **Nicht schaden**: Es ist von größter Wichtigkeit, dass dem Patienten kein Schaden oder Nachteil zugefügt wird, selbst wenn dies zum Zweck der Behandlung geschieht.
  - **Risiko-Nutzen-Bewertung**: Vor jeder Intervention ist es notwendig, den potenziellen Nutzen gegen die damit verbundenen Risiken abzuwägen.
- Prinzip der Gerechtigkeit:
  - **Faire Behandlung**: Jeder Patient hat das Recht auf ein gleichwertiges Niveau der Versorgung, ungeachtet seiner sozialen, wirtschaftlichen, ethnischen usw. Situation.
  - **Begrenzte Ressourcen**: In einem Notfallkontext, in dem die Ressourcen begrenzt sein können, ist es wichtig, sie gerecht zu verteilen.
- Vertraulichkeit:
  - **Datenschutz**: Alle Informationen über den Patienten müssen vertraulich behandelt werden, außer unter sehr spezifischen Umständen.
  - **Informationsaustausch**: Die Kommunikation zwischen Angehörigen der Gesundheitsberufe über einen Patienten muss unter Wahrung der Privatsphäre des Patienten erfolgen.
- Ehrlichkeit und Wahrheit:
  - **Transparenz**: Der Patient muss klar und ehrlich über seinen Zustand, die Behandlungsmöglichkeiten, die Risiken und die Prognosen informiert werden.
  - **Fehlereinräumung**: Wenn ein Fehler gemacht wird, liegt es in der Verantwortung des Angehörigen der Gesundheitsberufe, diesen einzugestehen und den Patienten darüber zu informieren.

- Professionalität:
  - **Fortlaufende Fortbildung**: Die Angehörigen der Gesundheitsberufe müssen ihre Kenntnisse und Fähigkeiten ständig auf den neuesten Stand bringen.
  - **Kompetenzgrenzen**: Es ist wichtig, die eigenen Grenzen zu erkennen und bei Bedarf um Hilfe zu bitten oder den Patienten umzuleiten.
- Respekt für die Person:
  - **Menschenwürde**: Jeder Patient, unabhängig von seinem Zustand oder seinen Umständen, verdient Respekt, Einfühlungsvermögen und Rücksichtnahme.
  - **Kulturelle Sensibilität**: Es ist wichtig, die Überzeugungen, Werte und Gewohnheiten jedes Patienten zu berücksichtigen.

Die medizinische Praxis in Notaufnahmen ist komplex, aber diese ethischen Grundsätze bieten einen soliden Rahmen, um sich durch die Herausforderungen zu navigieren und sicherzustellen, dass jede Entscheidung im besten Interesse des Patienten getroffen wird.

Häufige Dilemmas in der Notaufnahme

• Lebensende und Palliativmedizin

In einer Notaufnahme sind die Mitarbeiter häufig mit Situationen konfrontiert, in denen es um Leben und Tod geht, und manchmal auch mit der Behandlung von Patienten, die sich in der Endphase ihres Lebens befinden oder sterben. Obwohl es in der Notaufnahme in erster Linie um die Stabilisierung und Erhaltung des Lebens geht, ist es von entscheidender Bedeutung, die Philosophie der

Palliativmedizin zu verstehen und in die Behandlung dieser Patienten zu integrieren.

- Das Lebensende verstehen:
    - **Definition**: Was ist das Ende des Lebens? Erkennen Sie die Anzeichen und Symptome, die darauf hindeuten, dass sich ein Patient in der Endphase seines Lebens befindet.
    - **Akzeptanz**: Die Endlichkeit des Lebens zu akzeptieren, kann für das Personal eine Herausforderung darstellen, ist aber für eine angemessene Betreuung unerlässlich.
- Palliativmedizin:
    - **Definition und Ziele**: Die Palliativmedizin zielt darauf ab, die Lebensqualität von Patienten und ihren Angehörigen angesichts der Folgen einer lebensbedrohlichen Erkrankung zu verbessern.
    - **Schmerzkontrolle**: Die Schmerzkontrolle ist in der Palliativmedizin von zentraler Bedeutung, um dem Patienten ein optimales Wohlbefinden zu gewährleisten.
- Kommunikation mit dem Patienten und der Familie
    - **Überbringen schlechter Nachrichten**: Wie man mit einer schweren Diagnose oder einem ungünstigen Verlauf mit Einfühlungsvermögen und Mitgefühl umgeht.
    - **Emotionale Unterstützung**: Bieten Sie dem Patienten und seiner Familie einen Raum, in dem sie ihre Gefühle, Ängste und Sorgen ausdrücken können.
- Medizinische Entscheidungen am Lebensende:
    - **Patientenverfügung**: Die Wünsche des Patienten bezüglich der Behandlung und der Maßnahmen am Lebensende verstehen.
    - **Nicht-Wiederbelebung**: Besprechen und respektieren Sie die Entscheidung des

Patienten, bei einem Herz- oder Atemstillstand **nicht** einzugreifen.

- Ethische Aspekte:
    - **Respektierung des Patientenwillens**: Selbst in einer Notfallsituation ist es unerlässlich, die Wünsche des Patienten in Bezug auf das Lebensende zu berücksichtigen.
    - **Behandlungsbegrenzung und -abbruch**: Wissen, wann und wie eine Behandlung, die nicht mehr von Nutzen ist, begrenzt oder abgebrochen werden kann.
- Psychologische Unterstützung:
    - **Antizipierte Beschwerde**: Erkennen und begleiten Sie die Gefühle der Angehörigen, die bereits vor dem Tod des Patienten trauern.
    - **Postmortale Trauer**: Bereitstellung von Ressourcen und Unterstützung für die Familie nach dem Tod eines Angehörigen.
- Unterstützung des Pflegepersonals:
    - **Umgang mit emotionaler Erschöpfung**: Notfälle können sehr belastend sein, insbesondere wenn man mit Todesfällen konfrontiert wird. Es ist wichtig, Wege zu finden, um mit Stress und Trauer umzugehen.
    - **Supervision und Nachbesprechung**: Bieten Sie Raum für die Besprechung von schwierigen Fällen und den damit verbundenen Emotionen.
- Zusammenarbeit mit dem Palliativteam:
    - **Beratung**: Einholung der Expertise des Palliativteams für eine optimale Versorgung.
    - **Fortbildung**: Regelmäßige Fortbildung in den Grundsätzen der Palliativmedizin und deren Integration in die Notfallversorgung.

Die Betreuung von Patienten am Lebensende in einer Notaufnahme erfordert einen multidimensionalen, patientenzentrierten Ansatz, der medizinische, ethische und zwischenmenschliche Kompetenzen vereint. Durch die

Einbeziehung der Prinzipien der Palliativmedizin kann das Personal der Notaufnahme diesen Patienten und ihren Familien eine respektvolle, würdevolle und mitfühlende Betreuung bieten.

• Die Behandlung von Fällen von Gewalt oder Missbrauch

In einer Notaufnahme kann das Pflegepersonal mit Patienten konfrontiert werden, die Opfer von Gewalt oder Missbrauch geworden sind. Diese Behandlung ist heikel und erfordert einen spezifischen Ansatz, der sowohl medizinische als auch psychologische und soziale Aspekte umfasst. Sie zielt darauf ab, den Patienten zu schützen, seine Verletzungen zu behandeln und ihn an die richtigen Ressourcen zu verweisen.

- Erkennen von Anzeichen von Gewalt oder Missbrauch:
    - **Körperliche Anzeichen**: Verletzungen, Prellungen, Brüche, Verbrennungen, die auf körperlichen Missbrauch hindeuten können.
    - **Psychologische Anzeichen**: Angstzustände, Depressionen, Verhaltensänderungen, Schlafstörungen, die auf emotionalen oder psychologischen Missbrauch hinweisen können.
    - **Anzeichen für sexuellen Missbrauch**: Genitalverletzungen, sexuell übertragbare Infektionen, altersunangemessenes sexuelles Verhalten.
- Erster Ansatz:
    - **Schaffung einer sicheren Umgebung**: Gewährleistung von Vertraulichkeit und Intimität für den Patienten.

- **Wohlwollendes Zuhören**: Den Patienten aussprechen lassen, ohne ihn zu bedrängen, ohne zu urteilen oder Vorurteile zu haben.
- Medizinische Bewertung:
  - **Vollständige körperliche Untersuchung**: Identifizieren und dokumentieren Sie alle Verletzungen.
  - **Zusätzliche Untersuchungen**: Röntgenaufnahmen, Bluttests, Probenentnahme bei Verdacht auf sexuellen Missbrauch.
- Psychologische Betreuung:
  - **Beurteilung der psychischen Belastung**: Bestimmung des Ausmaßes von posttraumatischem Stress, Angstzuständen oder Depressionen.
  - **Überweisung an einen Psychologen oder Psychiater**: Für eine spezialisierte Behandlung, falls erforderlich.
- Schutz des Patienten:
  - **Meldung**: Wenn der Missbrauch bestätigt oder stark vermutet wird, kann es notwendig sein, den Missbrauch den zuständigen Behörden zu melden.
  - **In Sicherheit bringen**: Wenn der Patient in Gefahr ist, erwägen Sie, ihn in Sicherheit zu bringen oder in ein Krankenhaus einzuweisen.
- Soziale Unterstützung:
  - Sie können rechtliche, psychologische und soziale Hilfe anbieten.
  - Begleitung bei Behördengängen: Einreichung von Beschwerden, Gerichtsverfahren, etc.
- Langfristige Versorgung:
  - **Regelmäßige medizinische Betreuung**: Zur Behandlung der physischen und psychologischen Folgen.

- **Spezifische Therapien**: Psychotherapien, Gesprächsgruppen, um dem Patienten zu helfen, das Trauma zu überwinden.
- Ausbildung und Prävention:
  - **Sensibilisierung des Personals**: Regelmäßige Schulung des Personals der Notaufnahme in der Erkennung und Behandlung von Gewalt und Missbrauch.
  - **Präventionskampagnen**: Teilnahme an Sensibilisierungskampagnen zur Verhinderung von Gewalt und Missbrauch in der Gemeinschaft.

Die Behandlung von Patienten, die in der Notaufnahme Opfer von Gewalt oder Missbrauch geworden sind, ist eine große Herausforderung, die einen umfassenden und multidisziplinären Ansatz erfordert. Sie erfordert nicht nur medizinische Kompetenz, sondern auch ein hohes Maß an Sensibilität, aktives Zuhören und eine enge Zusammenarbeit mit anderen Fachleuten und spezialisierten Organisationen.

Kapitel 8:
DIE TECHNOLOGIE
IN DER NOTAUFNAHME

Erweiterte Diagnosewerkzeuge

• Point-of-Care-Ultraschall

Der Point-of-Care-Ultraschall (POCUS) ist zu einem unschätzbaren Hilfsmittel bei der Behandlung von Patienten in der Notaufnahme geworden. Er ermöglicht es Krankenschwestern und Ärzten, die inneren Organe und Strukturen des Patienten in Echtzeit zu sehen.

- Einführung in POCUS:
    - **Definition**: Verstehen, was POCUS ist und wie er sich von herkömmlichen Ultraschalluntersuchungen unterscheidet.
    - **Vorteile**: Schnelligkeit, Nichtinvasivität, Verwendung am Krankenbett, Verbesserung der klinischen Entscheidungsfindung.
- Technische Grundlagen:
    - **Prinzipien des** Ultraschalls: Wie funktioniert der Ultraschall und welche Prinzipien liegen ihm zugrunde?
    - **Handhabung der Sonde**: Grundlegende Techniken zur Erzielung eines guten Bildes.
    - **Bildinterpretation**: Erkennung von normalen und pathologischen Strukturen.
- Allgemeine klinische Anwendungen:
    - **Kardiale Beurteilung**: Visualisierung des Herzens zur Erkennung von Anomalien wie Tamponade oder Hypovolämie.

- **Beurteilung der Lunge**: Suche nach Ergüssen, Pneumothorax oder Anzeichen eines akuten Lungenödems.
- **Traumatologie**: Schnelle Beurteilung von inneren Blutungen, insbesondere im Zusammenhang mit einem Bauch- oder Brusttrauma.
- **Abdominale Beurteilung**: Erkennung von Aszites, Beurteilung der Gallenblase, der Nieren oder der abdominalen Aorta.
- **Beurteilung der Gefäße**: Identifizierung von tiefen Venenthrombosen oder Beurteilung des Kreislaufzustands.
- Einschränkungen und Fallstricke:
  - **Erkennung von Artefakten**: Verstehen von Bildern, die irreführend oder falsch interpretiert sein können.
  - **Grenzen der Untersuchung**: Wissen, wann der POCUS nicht das geeignete Instrument ist und wann andere Bildgebungsmodalitäten erforderlich sind.
- Integration von POCUS in den Arbeitsablauf in der Notaufnahme:
  - **Wann wird der POCUS eingesetzt**: Identifizieren Sie die Situationen, in denen der POCUS besonders nützlich ist.
  - **Dokumentation und Archivierung**: Sicherstellung einer angemessenen Nachverfolgung der Ergebnisse und Interpretationen.
- Ausbildung und Zertifizierung:
  - **Ausbildungsprogramme**: Wo und wie man eine Ausbildung in POCUS für Notfälle erhält.
  - **Zertifizierung und Kompetenzen**: Verständnis der Standards und Anforderungen für die kompetente Ausübung des POCUS.

- Ethik und Legalität:
  - **Patienteneinwilligung**: Stellen Sie sicher, dass die Patienten die Untersuchung verstehen und ihr Einverständnis geben.
  - **Rechtliche Risiken**: Verständnis der Auswirkungen einer Fehlinterpretation oder Fehldiagnose.

Die Integration des POCUS in die Notaufnahme hat die Art und Weise, wie medizinische Fachkräfte Patienten beurteilen und behandeln, revolutioniert. Er bietet einen Echtzeit-Überblick über den inneren Zustand des Patienten, was in einer Umgebung, in der jede Sekunde zählt, von entscheidender Bedeutung ist. Mit der richtigen Schulung und dem richtigen Einsatz kann die POCUS die Versorgung in der Notaufnahme erheblich verbessern.

• Herzmonitore und Telekardiologie

Herzüberwachung und Telekardiologie sind wichtige Hilfsmittel in der Medizin, die es ermöglichen, den Herzzustand von Patienten in Echtzeit zu beurteilen und auch aus der Ferne schnell und angemessen zu reagieren. Insbesondere die Notaufnahme profitiert von diesen Technologien bei der Behandlung von Patienten mit Herzproblemen.

- Einführung in Herzmonitore:
  - **Was ist ein** Herzmonitor **?**: Verstehen Sie die Grundprinzipien der Herzüberwachung.
  - **Ziele der Überwachung**: Erkennung von Arrhythmien, Beurteilung der Herzfunktion, Überwachung nach einem Eingriff oder einer Behandlung.

- Technologien für Herzmonitore:
  - **Elektrokardiographie (EKG)**: Überwachung der elektrischen Aktivität des Herzens, um Unregelmäßigkeiten zu erkennen.
  - **Pulsoximetrie**: Messung der Sauerstoffsättigung im Blut.
  - **Nicht-invasiver Blutdruck (NIBP)**: Überwachung des Blutdrucks in regelmäßigen Abständen.
- Interpretation der Daten:
  - **Lesen eines EKGs**: Identifizieren Sie die verschiedenen Wellen und verstehen Sie ihre Bedeutung.
  - **Erkennen von Arrhythmien**: Erkennen von normalen und abnormalen Rhythmen.
  - **Auf Alarme reagieren**: Verstehen Sie die Alarmschwellen und wissen Sie, wie Sie eingreifen können.
- Einführung in die Telekardiologie:
  - **Definition und Herausforderungen**: Einsatz von Kommunikationstechnologien zur Fernbehandlung von Herzkrankheiten.
  - **Anwendungen**: Fernüberwachung, Ferninterpretation von EKGs, virtuelle Konsultationen mit Kardiologen.
- Vorteile der Telekardiologie:
  - **Erweiterter Zugang zu Spezialisten**: Für Patienten in abgelegenen oder schlecht versorgten Gebieten.
  - **Schnelle Reaktion**: Verkürzung der Wartezeit auf eine Verdolmetschung oder Intervention.
  - **Kontinuierliche Überwachung**: Die Patienten können zu Hause überwacht werden, wodurch die Notwendigkeit längerer Krankenhausaufenthalte verringert wird.

- Herausforderungen und Bedenken:
  - **Zuverlässigkeit der Technologie**: Gewährleistung einer stabilen und sicheren Datenübertragung.
  - **Schulung**: Stellen Sie sicher, dass das Personal in der Verwendung dieser Instrumente geschult ist und sie effektiv in die Betreuung integrieren kann.
- Ethik und Vertraulichkeit:
  - **Datenschutz**: Gewährleistung der Sicherheit der medizinischen Informationen von Patienten.
  - **Informierte Zustimmung**: Sicherstellung, dass die Patienten die Fernüberwachung verstehen und ihr Einverständnis dazu geben.
- Die Zukunft der Telekardiologie:
  - **Technologische Innovationen**: Blick auf zukünftige Entwicklungen, die die Art und Weise, wie wir Patienten überwachen und behandeln, verändern könnten.
  - **Ausweitung der Dienstleistungen**: Überlegungen, wie die Telekardiologie auf andere medizinische Bereiche ausgeweitet werden könnte.

Die Kombination von Herzmonitoring und Telekardiologie bietet eine außergewöhnliche Möglichkeit, die Qualität der Herzversorgung zu verbessern. In einer zunehmend vernetzten Welt ermöglichen diese Tools dem medizinischen Fachpersonal, immer auf das Herz des Patienten zu hören, egal ob es sich an seiner Seite befindet oder kilometerweit entfernt ist.

Telemedizin und Notfälle

Im heutigen digitalen Zeitalter ist die Telemedizin zu einem unverzichtbaren Instrument zur Verbesserung der Qualität und Effizienz der medizinischen Versorgung geworden. Im Zusammenhang mit Notfällen bietet sie innovative Lösungen, um schnell auf medizinische Krisen zu reagieren und Ressourcen zu optimieren.

- Einführung in die Telemedizin:
    - **Was ist Telemedizin**: Definition, Ursprünge und Grundprinzipien.
    - **Arten der Telemedizin**: Fernüberwachung, Telekonsultation, Teleexpertise und Fernbetreuung.
- Der Wert der Telemedizin in Notfällen:
    - **Zugang zu Experten**: Echtzeitverbindung mit Experten, auch in abgelegenen oder unterversorgten Gebieten.
    - **Echtzeit-Reaktion**: Beschleunigte Diagnose und Entscheidungsfindung in kritischen Situationen.
    - **Ressourcenoptimierung**: Effiziente Verteilung der Patienten, Vermeidung von unnötigen Engpässen.
- Einführung von Telemedizin in der Notaufnahme:
    - **Erforderliche Ausrüstung**: Technische Infrastruktur, Software und Kommunikationsausrüstung.
    - **Behandlungsprotokolle**: Entwicklung klarer Verfahren für den Einsatz von Telemedizin.
    - **Schulung des Personals**: Stellen Sie sicher, dass das Notfallteam kompetent ist und sich mit den Instrumenten der Telemedizin auskennt.

- Praktische Fälle und Fallstudien:
  - **Schlaganfall (zerebrovaskuläre Attacke)**: Nutzung der Telemedizin für eine schnelle Konsultation mit einem spezialisierten Neurologen.
  - **Traumata und Verletzungen**: Fernbeurteilung zur Bestimmung des erforderlichen Pflegegrades.
  - **Ländliche und abgelegene Situationen**: Verbindung zu größeren medizinischen Zentren für komplexe oder ernste Situationen.
- Herausforderungen und Anliegen der Telemedizin in der Notaufnahme:
  - **Zuverlässigkeit der Technologie**: Sicherstellung einer stabilen und qualitativ hochwertigen Kommunikation.
  - **Vertraulichkeit und Sicherheit**: Schutz der medizinischen Daten und der Privatsphäre des Patienten.
  - **Rechtliche Fragen und Haftung**: Klärung der Haftung in der Telemedizin.
- Ethik und Telemedizin:
  - **Informierte Zustimmung**: Sicherstellen, dass die Patienten die Telekonsultation verstehen und damit einverstanden sind.
  - **Qualität der Gesundheitsversorgung**: Aufrechterhaltung hoher Standards und Gewährleistung eines gleichberechtigten Zugangs.
- Die Zukunft der Telemedizin in Notfällen:
  - **Technologische Innovationen**: Zukünftige Fortschritte und ihre Auswirkungen auf die Notaufnahme.
  - **Integration in Gesundheitssysteme**: Überlegungen dazu, wie Telemedizin die

gesamte medizinische Landschaft umgestalten könnte.

Notaufnahmen sind naturgemäß Orte, an denen jede Sekunde zählt. Die Telemedizin bietet die Möglichkeit, diese wertvollen Sekunden zu optimieren, indem sie Patienten mit medizinischem Fachpersonal auf beispiellose Weise effizient und schnell verbindet. Da sich die Technologie weiterentwickelt, ist es wichtig, dass die Mitarbeiter der Notaufnahme mit diesen Veränderungen Schritt halten und die bestmögliche Versorgung derjenigen gewährleisten, die sie am dringendsten benötigen.

Informationssysteme und Patientenverwaltung

Informationssysteme (IS) haben die Art und Weise, in der Gesundheitseinrichtungen Patientendaten verwalten und verarbeiten, revolutioniert. In einer Notfallumgebung sind diese Systeme besonders wichtig, da sie Lösungen zur Optimierung der Patientenversorgung, zur Gewährleistung der Kontinuität der Pflege und zur Verbesserung der betrieblichen Effizienz bieten.

- Einführung in Informationssysteme:
  - **Definition und Rolle des IS**: Verständnis der Bedeutung des IS in der modernen medizinischen Welt.
  - **Hintergrund**: Entwicklung der Informationssysteme von der Papierdokumentation zu fortgeschrittenen digitalen Plattformen.
- Die Vorteile von IS in der Notaufnahme:
  - **Schneller Zugriff auf Krankenakten**: Sofortiger Abruf von Krankengeschichte, Allergien, laufenden Behandlungen, etc.

- **Koordination der** Gesundheitsversorgung: Verbesserte Kommunikation zwischen den Angehörigen der Gesundheitsberufe für eine integrierte Versorgung.
- **Echtzeit-Überwachung**: Überwachung der verfügbaren Betten, der Pflegezeiten und des Medikamentenniveaus.
- Schlüsselkomponenten der IS in der Notaufnahme:
  - **Elektronische** Patientenakten **(EPA)**: Digitale Speicherung von medizinischen Informationen des Patienten.
  - **Aufnahme-, Entlassungs- und** Verlegungsmanagement (ADT): Verfolgung des Patientenverlaufs durch die Einrichtung.
  - **Triage- und Bewertungsinstrumente**: Hilfe bei der Priorisierung der Fälle nach Schweregrad.
- Interkonnektivität und Integration:
  - **Interoperabilität**: Die Fähigkeit von Systemen, Informationen auf transparente Weise auszutauschen und zu nutzen.
  - **Integration mit anderen Abteilungen**: Erleichterung der Kommunikation mit Radiologie, Labors usw.
  - **Verbindung mit anderen Einrichtungen**: Austausch von Informationen für Überweisungen oder Spezialberatungen.
- Sicherheit und Vertraulichkeit:
  - **Datenschutz**: Maßnahmen zur Sicherung sensibler Informationen.
  - **Patientenvertraulichkeit**: Sicherstellung der Einhaltung des Datenschutzes und der Vorschriften über medizinische Daten.
  - **Datensicherung und Wiederherstellung**: Protokolle für den Fall eines Systemausfalls oder einer Katastrophe.

- Ausbildung und Anpassung des Personals:
  - **Fortbildung**: Sicherstellen, dass das Team mit neuen Funktionen oder Updates auf dem Laufenden ist.
  - **Technologieeinführung**: Überwindung von Widerständen und Förderung einer optimalen Nutzung der IS.
  - **Technische Unterstützung**: Verfügbarkeit von Hilfe bei Problemen oder Fragen.
- Die Zukunft der Informationssysteme in der Notaufnahme:
  - **Künstliche Intelligenz und prädiktive Analyse**: Vorhersage von Trends, wie z.B. Patientenzuflüsse, unter Verwendung historischer Daten.
  - **Integrierte Telemedizin**: Direkte Verbindung zu entfernten Spezialisten über das Informationssystem.
  - **Patientenportale**: Ermöglichen den Patienten den Zugang zu ihren eigenen medizinischen Informationen und die Kommunikation mit dem medizinischen Personal.

Informationssysteme sind daher das schlagende Herz der modernen Notaufnahme und spielen eine entscheidende Rolle bei der Koordination, Effizienz und Qualität der Versorgung. Durch die Integration der Technologie in die Notfallverfahren können die Einrichtungen eine schnellere, sicherere und persönlichere Behandlung für jeden Patienten gewährleisten.

Kapitel 9:
INTERKULTURELLE
HERAUSFORDERUNGEN UND VIELFALT

Verstehen und respektieren
kulturelle Vielfalt

In einer zunehmend vernetzten Welt und in immer vielfältigeren Gesellschaften sind Notaufnahmen oft der Treffpunkt vieler Kulturen. Die Behandlung von Patienten mit unterschiedlichen kulturellen Hintergründen erfordert ein tiefes Verständnis und echten Respekt für ihre Überzeugungen, Praktiken und Bedürfnisse.

*   Kulturelle Vielfalt: eine allgegenwärtige Realität:
    *   **Definition der kulturellen Vielfalt**: Verstehen, was "Kultur" bedeutet und wie sie unser Verhalten und unsere Wahrnehmungen beeinflusst.
    *   **Die Bedeutung von Diversität im medizinischen Kontext**: Wie kulturelle Unterschiede die Wahrnehmung von Schmerz, Krankheit und Tod beeinflussen können.
*   Herausforderungen im Zusammenhang mit der kulturellen Vielfalt in Notaufnahmen:
    *   **Sprachbarrieren**: Kommunikationsschwierigkeiten und die Gefahr von Missverständnissen.
    *   **Traditionelle medizinische Überzeugungen und Praktiken**: Wie sie mit der westlichen Medizin in Konflikt stehen oder diese ergänzen können.
    *   **Konzepte von Scham und Intimität**: Unterschiedliche Standards, die den Komfort

des Patienten bei körperlichen Untersuchungen beeinflussen können.
- Strategien für eine angemessene Behandlung:
  - **Interkulturelles Training für das Personal**: Sensibilisierung und Training des Personals in Bezug auf unterschiedliche Kulturen und potenzielle Herausforderungen.
  - **Medizinische Dolmetscher**: Ihre entscheidende Rolle bei der Erleichterung der Kommunikation.
  - **Mehrsprachiges Informationsmaterial**: Stellen Sie sicher, dass Patienten und Familien die Verfahren, Rechte und Verantwortlichkeiten verstehen.
- Respekt vor religiösen Riten und Überzeugungen:
  - **Bedeutung des Spirituellen in der medizinischen Versorgung**: Verständnis der Rituale rund um Krankheit, Tod und Heilung.
  - **Praktische Vorkehrungen**: Anpassung der medizinischen Verfahren an religiöse Verbote oder Verpflichtungen.
- Die Berücksichtigung der kulturellen Dimension in der medizinischen Ethik:
  - **Informierte Zustimmung**: Sicherstellen, dass die **Zustimmung unter Berücksichtigung** der kulturellen Überzeugungen erteilt wird.
  - **Lebensende**: Respektieren Sie die Wünsche und Überzeugungen in Bezug auf den Tod und das Sterben.
  - **Verhältnis zur Familie**: In einigen Kulturen spielt die Familie eine zentrale Rolle bei medizinischen Entscheidungen.
- Aufbau von Vertrauen und gegenseitigem Respekt:
  - **Aktives Zuhören**: Die Sorgen und Bedürfnisse des Patienten wertschätzen.

- **Empathie**: Sich in die Lage des Patienten versetzen, um seine Gefühle und Sorgen besser zu verstehen.
- **Feedback**: Ersuchen Sie regelmäßig um Feedback, um die Betreuung kontinuierlich zu verbessern.
- Die Zukunft der kulturellen Vielfalt in Notfällen:
  - **Demographische Trends**: Die Entwicklung der Bevölkerung und die Notwendigkeit, die Dienstleistungen ständig anzupassen.
  - **Forschung und Fallstudien**: Die Bedeutung der Untersuchung der kulturellen Vielfalt für die Optimierung von Behandlungsprotokollen.

Es liegt in der Natur der Sache, dass Notdienste bereit sein müssen, alle Menschen ohne Diskriminierung aufzunehmen. Die kulturelle Vielfalt anzuerkennen, zu verstehen und zu respektieren ist nicht nur eine moralische oder ethische Verpflichtung, sondern eine Notwendigkeit, um eine qualitativ hochwertige Versorgung zu bieten und die Sicherheit und das Wohlergehen der Patienten zu gewährleisten. Durch die Einbeziehung dieser Vielfalt können die Mitarbeiter des Gesundheitswesens eine ganzheitliche Pflege anbieten, die von Respekt und Menschlichkeit geprägt ist.

Interkulturelle Kommunikation: Herausforderungen und Techniken

Die Notaufnahme, die oft mit dem Eingangstor zum Gesundheitssystem verglichen wird, ist ein Ort, an dem die Mitarbeiter des Gesundheitswesens einer Vielzahl von Patienten mit unterschiedlichem kulturellem Hintergrund begegnen. In diesem Zusammenhang wird die interkulturelle Kommunikation zu einer wesentlichen Fähigkeit, um eine qualitativ hochwertige Versorgung zu gewährleisten. In diesem Kapitel sollen die mit der interkulturellen Kommunikation verbundenen Herausforderungen untersucht und Techniken zu ihrer Überwindung vorgestellt werden.

- Verständnis der interkulturellen Kommunikation:
    - **Was ist interkulturelle Kommunikation**: Untersuchung des Konzepts und seiner Bedeutung im medizinischen Kontext.
    - **Die kulturelle Dimension der Kommunikation**: Wie die Kultur unsere Art der Kommunikation, unsere Erwartungen und unsere Interpretationen beeinflusst.
- Die wichtigsten Herausforderungen der interkulturellen Kommunikation:
    - **Sprachbarrieren**: Übersetzungs- und Interpretationsfehler können in der Medizin schwerwiegende Folgen haben.
    - **Unterschiede in den nonverbalen Ausdrucksformen**: Gesten, Augenkontakt und Nähe können in verschiedenen Kulturen unterschiedliche Bedeutungen haben.
    - **Divergenzen in Wertesystemen und Überzeugungen**: Wie kulturelle Vorstellungen von Gesundheit, Krankheit und Medizin die Kommunikation beeinflussen.
- Techniken zur Verbesserung der interkulturellen Kommunikation:
    - **Medizinische Dolmetscher**: Nicht nur für die wörtliche Übersetzung, sondern auch zur Unterstützung bei der Navigation durch die kulturellen Nuancen.
    - **Aktives Zuhören**: Zeigen Sie Einfühlungsvermögen, stellen Sie offene Fragen und formulieren Sie um, um sicherzustellen, dass Sie alles richtig verstanden haben.

- **Validierung**: Sicherstellen, dass der Patient die gelieferten Informationen verstanden hat.
- **Verwendung von visuellem Material**: Bilder und Schemata können Sprachbarrieren überwinden.
- Ausbildung und Sensibilisierung:
  - **Trainingsprogramme in interkultureller Kommunikation**: Bereitstellung von Instrumenten für Gesundheitspersonal, um sich effektiv in einem multikulturellen Umfeld zu bewegen.
  - **Fallstudien**: Analyse von realen Situationen, um Lehren zu ziehen und die Praktiken zu verbessern.
- Die Bedeutung von Feedback:
  - **Regelmäßige Bewertung**: Sammeln Sie das Feedback von Patienten und Familien, um die Kommunikation kontinuierlich zu verbessern.
  - **Supervision und Unterstützung unter Kollegen**: Austausch von Erfahrungen, Erfolgen und Herausforderungen, um voneinander zu lernen.
- Schaffung einer Umgebung, die der interkulturellen Kommunikation förderlich ist:
  - **Mehrsprachige Anzeige**: Stellen Sie sicher, dass die wichtigsten Informationen in den wichtigsten Sprachen, die von den Patienten gesprochen werden, verfügbar sind.
  - Die Einstellung von Mitarbeitern aus verschiedenen Kulturen kann die Kommunikation und den Umgang mit den Patienten erleichtern.
- Die Zukunft der interkulturellen Kommunikation:
  - **Technologien und Instrumente**: Der zunehmende Einsatz von Telemedizin, Übersetzungsanwendungen und anderen

technologischen Innovationen zur Verbesserung der Kommunikation.

- **Forschung und Entwicklung**: Die Bedeutung der Forschung in der interkulturellen Kommunikation für die Anpassung der Praxis an soziokulturelle Entwicklungen.

Interkulturelle Kommunikation ist eine unverzichtbare Fähigkeit in der modernen medizinischen Welt, insbesondere in einem so vielfältigen Umfeld wie der Notaufnahme. Sie erfordert aufmerksames Zuhören, Offenheit und die ständige Bereitschaft, zu lernen und sich anzupassen. Letztendlich ist eine effektive Kommunikation die Grundlage für eine qualitativ hochwertige medizinische Versorgung, die die Sicherheit, den Respekt und die Würde jedes Patienten gewährleistet.

Die Besonderheiten der Pflege für gefährdete Bevölkerungsgruppen

Die Notfalldienste spielen eine entscheidende Rolle bei der Versorgung gefährdeter Bevölkerungsgruppen. Ob es sich um Obdachlose, Flüchtlinge, ältere Menschen, Kinder, Behinderte oder andere Risikogruppen handelt, die Versorgung dieser Patienten stellt einzigartige Herausforderungen und erfordert besondere Sensibilität und Ausbildung. In diesem Kapitel werden die Besonderheiten dieser Pflege im Einzelnen erläutert.

- Erkennen Sie die Verletzlichkeit:
    - **Definition und Arten der Gefährdung:** Verständnis der vielen Facetten der Gefährdung.
    - **Die damit verbundenen Risikofaktoren:** Soziale, wirtschaftliche, physiologische und psychologische **Faktoren.**

- Gefährdete Bevölkerungsgruppen und ihre besonderen Bedürfnisse:
  - **Menschen ohne festen Wohnsitz**: Herausforderungen beim Zugang zur Gesundheitsversorgung, spezifische Gesundheitsprobleme und Koordinierung der Versorgung.
  - **Flüchtlinge und Asylsuchende**: Traumata, sprachliche und kulturelle Barrieren und die Bedeutung einer ganzheitlichen Betreuung.
  - **Ältere Menschen**: Gebrechlichkeit, Mehrfacherkrankungen und die Notwendigkeit einer umfassenden Bewertung.
  - **Kinder**: Pädiatrische Versorgung, Herausforderungen der Kommunikation und psychosoziale Bedürfnisse.
  - **Menschen mit Behinderungen**: Anpassung der Pflege an ihre Bedürfnisse, Gewährleistung von Zugänglichkeit und angepasster Kommunikation.
- Angemessene und einfühlsame Kommunikation:
  - **Spezifische Kommunikationstechniken**: Anpassung an die Art der Gefährdung.
  - **Vertrauensbildung**: Die Bedeutung der Schaffung einer sicheren Umgebung für diese Patienten.
- Multidisziplinärer Ansatz:
  - **Koordinierung der Pflege**: Gewährleistung der Kontinuität der Pflege mit anderen Abteilungen und Fachgebieten.
  - **Netzwerkarbeit**: Einbeziehung von Sozialarbeitern, Psychologen und anderen Fachleuten für eine umfassende Betreuung.

- Medizinische E t h i k und g e f ä h r d e t e Bevölkerungsgruppen:
  - **Informierte Zustimmung**: Sicherstellen, dass die Patienten die Verfahren verstehen und gleichzeitig ihre Autonomie respektieren.
  - **Vertraulichkeit**: Wahrung der Würde und der Privatsphäre, insbesondere in Situationen der Schutzbedürftigkeit.
- Ausbildung für die Betreuung gefährdeter Bevölkerungsgruppen:
  - **Sensibilisierungsprogramme**: Aufklärung der Mitarbeiter über die besonderen Herausforderungen, die mit diesen Bevölkerungsgruppen verbunden sind.
  - **Situationsübungen und Fallstudien**: Ermöglichen Sie den Angehörigen der Gesundheitsberufe, in einer kontrollierten Umgebung zu praktizieren.
- Präventions- und Orientierungsstrategien:
  - **Früherkennung**: Erkennen von Anzeichen der Anfälligkeit bei Ankunft in der Notaufnahme.
  - **Überweisung an geeignete Strukturen**: Sicherstellung einer angemessenen Betreuung nach der Entlassung aus der Notaufnahme.
- Die Zukunft der Versorgung gefährdeter Bevölkerungsgruppen:
  - **Innovationen und bewährte Verfahren**: Untersuchung und Einführung neuer Methoden zur Verbesserung des Managements.
  - **Öffentliche Gesundheitspolitik**: Die Bedeutung eines umfassenden Ansatzes, um den Bedürfnissen gefährdeter Bevölkerungsgruppen gerecht zu werden.

Die Behandlung gefährdeter Bevölkerungsgruppen in der Notaufnahme erfordert einen humanistischen Ansatz, eine spezielle Ausbildung und eine enge Zusammenarbeit zwischen den verschiedenen Berufsgruppen. Nur wenn die Notaufnahme diese Besonderheiten anerkennt und proaktiv handelt, kann sie den Bedürfnissen dieser Patienten wirklich gerecht werden und die Qualität und Würde der Versorgung gewährleisten.

Kapitel 10:
KATASTROPHENMANAGEMENT UND AUSNAHMESITUATIONEN

Grundlegende Prinzipien Katastrophenmedizin

Die Katastrophenmedizin ist ein Leuchtturm im stürmischen Ozean der Extremsituationen, der den Weg für medizinische Fachkräfte weist, wenn sich die Norm angesichts der Größe des Ereignisses in Luft auflöst. Diese medizinische Fachrichtung entstand aus der Notwendigkeit, effektiv auf große Krisen zu reagieren, die durch Naturkatastrophen, Terroranschläge oder Pandemien ausgelöst werden.

Das Herzstück der Katastrophenmedizin ist das Konzept der Triage, ein rigoroser Prozess der Priorisierung der Pflege. In einem Kontext begrenzter Ressourcen und exponentieller Nachfrage wird die Triage zu einer Kunst. Es geht darum, schnell zu entscheiden, wer von den Verletzten oder Kranken eine sofortige Behandlung benötigt und wer warten kann, um so viele Leben wie möglich zu retten. Diese Entscheidung ist schwierig, aber wichtig, um die Effektivität der medizinischen Reaktion zu maximieren.

Neben der Triage ist die Katastrophenmedizin jedoch auch auf eine solide Organisation und Koordination angewiesen. Die medizinischen Teams müssen wie ein synchronisiertes Orchester funktionieren, in dem jedes Mitglied seine Rolle genau kennt, aber auch in der Lage ist, sich auf Unvorhergesehenes einzustellen. Dies ist ein weiteres Merkmal der Katastrophenmedizin: Ungewissheit ist eine

Konstante und Anpassungsfähigkeit ist eine unschätzbare Fähigkeit.

Auch die Logistik spielt eine wichtige Rolle. Die schnelle Einrichtung von medizinischen Notlagern, die Versorgung mit Material und Medikamenten und die Koordination mit anderen Agenturen oder Organisationen bilden die Grundlage für die medizinische Reaktion.
Schließlich darf auch die psychologische Komponente nicht vernachlässigt werden. Sowohl die Opfer von Katastrophen als auch die Helfer können von dem Ereignis tief geprägt sein. Die Behandlung von psychologischen Traumata, die Unterstützung und Begleitung des Einzelnen sind ebenso wichtig wie die physische Versorgung.

So erinnert die Katastrophenmedizin aufgrund ihrer Komplexität und Bedeutung daran, dass in den dunkelsten Momenten ein strukturierter, überlegter und menschlicher Ansatz den Unterschied ausmachen und einen Hoffnungsschimmer inmitten des Chaos bringen kann.

Notfälle in Krisensituationen: Attentate, Naturkatastrophen...

Angesichts der Plötzlichkeit und des Ausmaßes von Krisensituationen, seien es Attentate oder Naturkatastrophen, befindet sich die Welt der Notaufnahme in einem Wirbel hektischer Aktivitäten, die die Dringlichkeit der Situation verdeutlichen. Diese außergewöhnlichen Ereignisse erfordern die Fähigkeit, sich schnell anzupassen und zu reagieren, während gleichzeitig die Qualität und Sicherheit der medizinischen Versorgung gewährleistet werden muss.

Im Chaos von Terroranschlägen mit Explosionen und mehreren Opfern oder angesichts der Verwüstung durch

Naturkatastrophen wie Erdbeben, Überschwemmungen oder Hurrikans sind die Rettungsdienste die ersten an der Frontlinie. Diese Ereignisse sind unvorhersehbar und stellen die Bereitschaft, Belastbarkeit und Reaktionsgeschwindigkeit der medizinischen Teams auf die Probe.

Die größte Herausforderung für die Rettungsdienste besteht darin, die große Anzahl von Opfern in kurzer Zeit zu bewältigen. Jede Sekunde zählt und die Triage wird zu einem zentralen Element der Behandlung. Schwerverletzte, die sofort behandelt werden müssen, werden von weniger kritischen Verletzten getrennt, um die Überlebenschancen der meisten zu maximieren.

Neben der unmittelbaren medizinischen Versorgung sind in solchen Krisensituationen jedoch auch andere Aspekte von entscheidender Bedeutung. Die Kommunikation, sowohl intern zwischen den Angehörigen der Gesundheitsberufe als auch extern mit der Öffentlichkeit, ist von entscheidender Bedeutung, um klare Informationen zu verbreiten, Erwartungen zu steuern und Panik zu vermeiden. Gleichzeitig ist die Koordination mit anderen Notfalldiensten, ob lokal oder international, von entscheidender Bedeutung, um eine kohärente und effektive Reaktion zu gewährleisten.

Die psychologische Dimension dieser Krisen darf nicht unterschätzt werden. Die Opfer, ihre Familien, aber auch die Helfer können durch die Schwere und Brutalität der Ereignisse zutiefst betroffen sein. Psychologische Unterstützung, das Erkennen von Anzeichen einer posttraumatischen Belastungsstörung und eine langfristige Nachsorge sind Schlüsselfaktoren, die allen helfen können, diese Prüfungen zu überwinden.

Letztendlich zeigen diese Krisensituationen zwar die Verwundbarkeit unserer Gesellschaft gegenüber großen

Ereignissen, aber sie zeigen auch die Stärke, Entschlossenheit und Solidarität der medizinischen Teams. Diese Fachleute versuchen, oft unter Einsatz ihres eigenen Lebens, unter extremen Bedingungen Trost und Pflege zu bieten und verkörpern so die unerschütterliche Hingabe der ärztlichen Berufung.

Vorbereitung und spezifische Ausbildung für diese Situationen

Die Vorbereitung auf Krisensituationen ist eine ständige Suche, die Wissenschaft, Erfahrung und Strategie miteinander verbindet. Im Vorfeld eines tragischen Ereignisses zählt jede Sekunde, jede Entscheidung und jede Handlung.

Für die Angehörigen der Gesundheitsberufe ist die Ausbildung nicht nur auf den Erwerb medizinischer Fähigkeiten beschränkt. Sie umfasst eine breite Palette von Kenntnissen, die in Kombination einen ganzheitlichen und effektiven Ansatz für das Krisenmanagement bilden.

Simulation und praktische Szenarien: Die medizinische Simulation ist ein wertvolles Instrument, das dem Gesundheitspersonal die Möglichkeit bietet, Notfallsituationen in einer kontrollierten Umgebung zu üben. In realistischen Szenarien können sie ihre Fähigkeiten entwickeln und verfeinern, lernen, im Team zu arbeiten und unter Druck Entscheidungen zu treffen.

Triage und Massenmanagement: Krisensituationen erfordern oft die schnelle Triage einer großen Anzahl von Opfern. Spezielle Schulungen vermitteln, wie man den Zustand einer Person effektiv beurteilt, das erforderliche Maß an Pflege bestimmt und Maßnahmen priorisiert.

Kommunikation in Krisensituationen: Medizinische Teams müssen lernen, effektiv zu kommunizieren, nicht nur untereinander, sondern auch mit den Opfern, ihren Familien und den Medien. Eine klare und effektive Kommunikation kann Verwirrung, Angst und Chaos lindern.

Stressmanagement und psychologische Unterstützung: Angesichts der Schwere und des Drucks, die mit solchen Ereignissen einhergehen, ist es von entscheidender Bedeutung, dass die Helfer darin geschult werden, ihren eigenen Stress zu erkennen und zu bewältigen und gleichzeitig den Opfern psychologische Unterstützung zu bieten.

Spezielle Protokolle und Ausrüstungen: Krisensituationen können die Verwendung von speziellen Ausrüstungen oder Protokollen erfordern, von Erste-Hilfe-Kits bei einem Chemieangriff bis hin zu speziellen Verfahren für Opfer von Einstürzen.

Interdisziplinäre Zusammenarbeit: Krisensituationen erfordern eine koordinierte Reaktion, an der nicht nur die medizinischen Dienste, sondern auch die Rettungsdienste, die Polizei, die Feuerwehr und andere Organisationen beteiligt sind. Die Ausbildung in interdisziplinärer Zusammenarbeit ist daher von entscheidender Bedeutung.

Die Ausbildung in diesen speziellen Situationen ist eine kontinuierliche Aufgabe. Protokolle werden weiterentwickelt, neue Methoden werden entwickelt und die Lehren aus vergangenen Ereignissen prägen die zukünftigen Ansätze. Indem wir in diese Ausbildung investieren, schaffen wir eine reaktionsbereite, kampferprobte und belastbare Kraft, die in der Lage ist, sich mit Kompetenz und Mitgefühl der Not entgegenzustellen.

Kapitel 11:
KLINISCHE FORSCHUNG
IN DER NOTAUFNAHME

Die Bedeutung der Forschung
in einer Notfallumgebung

Die Forschung im Bereich der Notfallmedizin ist nicht nur ein akademischer Zweig der Medizin; sie ist der Pfeiler, der die Art und Weise, wie die Notfallversorgung durchgeführt wird, leitet und gestaltet, indem sie die Qualität, Effizienz und Innovation der Maßnahmen kontinuierlich verbessert. Diese Forschung, die sich mit der Analyse und dem Studium von Notfallsituationen, Krankheiten und Behandlungen befasst, wird zu einem wichtigen Hebel, um mehr Leben zu retten und die Ergebnisse für die Patienten zu verbessern.

Verstehen, um besser behandeln zu können: Jede Notfallsituation ist einzigartig, aber Muster und Tendenzen können sich durch eine gründliche Untersuchung herauskristallisieren. Durch die Dokumentation und Analyse dieser Fälle können Forscher effektivere Protokolle entwickeln, bestehende Techniken verfeinern oder sogar neue Behandlungsansätze entdecken.

Bewertung der Protokolle: Medizinische Protokolle sind nicht in Stein gemeißelt. Sie müssen ständig evaluiert und überarbeitet werden. Die Forschung bietet einen Rahmen, um die Wirksamkeit dieser Protokolle zu testen, sicherzustellen, dass sie auf soliden Beweisen beruhen, und sie an neue Erkenntnisse oder sich ändernde Umstände anzupassen.

Technologische Innovation: Die Technologie spielt eine immer wichtigere Rolle in der Notfallmedizin. Ob durch neue diagnostische Geräte, telemedizinische Tools oder fortschrittliche Informationssysteme, die Forschung ist entscheidend, um diese Innovationen zu bewerten, zu verbessern und in die tägliche Praxis zu integrieren.

Ausbildung und Erziehung: Dank der Forschung kann die Ausbildung von Gesundheitspersonal auf Evidenz basieren, wodurch sichergestellt wird, dass Krankenschwestern und Ärzte in den wirksamsten Techniken ausgebildet werden und auf dem neuesten Stand sind.

Reaktion auf große Krisen: In Situationen wie Pandemien, Terroranschlägen oder Naturkatastrophen ist die Echtzeitforschung von entscheidender Bedeutung. Sie ermöglicht es, die Situation zu verstehen, geeignete Maßnahmen zu entwickeln und dieses Wissen schnell mit der weltweiten medizinischen Gemeinschaft zu teilen.

Förderung der medizinischen Ethik: Die Forschung in der Notaufnahme trägt auch dazu bei, ethische Prinzipien in komplexen Situationen, in denen schnelle Entscheidungen getroffen werden müssen, zu definieren und zu bekräftigen.

Antizipation zukünftiger Herausforderungen : Die Notfallmedizin entwickelt sich, wie alle medizinischen Disziplinen, weiter. Die Forschung ermöglicht es, zukünftige Herausforderungen zu antizipieren, seien es neue Krankheiten, demographische Veränderungen oder gesellschaftliche Entwicklungen.

Die Forschung in der Notfallmedizin ist daher der Leuchtturm, der den Weg der Notfallmedizin beleuchtet. Sie stellt sicher, dass jede Handlung, jede Entscheidung und jede Behandlung das Ergebnis von gründlichem Wissen, strenger Bewertung und dem ständigen Bestreben ist, die Versorgung der Patienten zu verbessern und zu perfektionieren. In der Hektik und im Notfall ist es dieses Streben, das die Gelassenheit einer informierten Handlung bietet.

Teilnahme an einer klinischen Studie: Rollen und Verantwortlichkeiten

Die Teilnahme an einer klinischen Studie ist ein entscheidender Schritt bei der Entwicklung neuer Medikamente, Behandlungen und medizinischer Ansätze. Diese Studien spielen eine zentrale Rolle bei der Erweiterung unseres medizinischen Verständnisses und stellen sicher, dass die Behandlungen sowohl sicher als auch wirksam sind. Hinter der Wissenschaft und den Statistiken steht jedoch eine menschliche Infrastruktur, die aus Forschern, Patienten und vielen anderen Akteuren besteht, die alle klar definierte Rollen und Verantwortlichkeiten haben.

Die Forscher :
Verantwortlichkeiten :
- Konzipieren Sie die Studie mit einer klaren Definition der Ziele, der Ein- und Ausschlusskriterien und der Methodik.
- Einholung der ethischen Genehmigung, um sicherzustellen, dass die Studie den ethischen und rechtlichen Standards entspricht.
- Überwachen Sie die Studie, um sicherzustellen, dass sie wie geplant verläuft, und passen Sie sie gegebenenfalls an.
- Analysieren Sie die Daten, um objektive Schlussfolgerungen zu ziehen.

Rollen :
- Bereitstellung einer angemessenen medizinischen Versorgung für die Teilnehmer.

- die Teilnehmer klar und transparent über die Risiken, den Nutzen, den Ablauf der Prüfung und alle anderen relevanten Elemente zu informieren.
- Gewährleistung der Vertraulichkeit der Daten der Teilnehmer.

Die Teilnehmer :
Verantwortlichkeiten :
- Machen Sie genaue Angaben zu ihrer Gesundheit, ihrer Krankengeschichte und allen anderen Faktoren, die für die Studie relevant sind.
- Befolgen Sie die Anweisungen der Forscher genau.
- Melden Sie jede beobachtete Anomalie oder Nebenwirkung.
- sich verpflichten, an der Studie während ihrer gesamten Dauer teilzunehmen, es sei denn, es gibt eine medizinische Kontraindikation oder andere triftige Gründe.

Rollen :
- Nehmen Sie eine aktive Rolle ein, indem Sie Fragen stellen und versuchen, alle Aspekte des Tests zu verstehen.
- Freiwillig teilnehmen, wobei sie wissen, dass sie jederzeit ohne negative Konsequenzen aussteigen können.
- Beitrag zum Fortschritt der medizinischen Wissenschaft durch die Bereitstellung wertvoller Daten für die Studie.

Der Ethikausschuss :
Verantwortlichkeiten :
- Bewerten Sie die klinische Prüfung, um sicherzustellen, dass sie ethisch und rechtlich akzeptabel ist.
- Überwachen Sie den Versuch, um sicherzustellen, dass die ethischen Standards während der gesamten Studie eingehalten werden.

- Eingreifen, wenn ethische Probleme identifiziert werden.

Rollen :

- Als Hüter der ethischen Normen in der medizinischen Forschung zu fungieren.
- Bereitstellung von Fachwissen über medizinische Ethik für Forscher und Teilnehmer.

Eine klinische Studie ist eine komplexe Partnerschaft zwischen den Forschern, den Teilnehmern und den Ethikkommissionen. Jeder Akteur hat spezifische Rollen und Verantwortlichkeiten, die, wenn sie eingehalten werden, sicherstellen, dass die Forschung ethisch korrekt durchgeführt wird und qualitativ hochwertige Daten produziert werden, die die medizinische Landschaft für alle verändern und verbessern können.

Die jüngsten Fortschritte durch die Notfallforschung

Die Notfallmedizin als ein dynamisches und sich ständig weiterentwickelndes Gebiet hat in den letzten Jahren dank der Forschung viele Fortschritte gemacht. Diese Fortschritte haben dazu beigetragen, die Qualität der Versorgung und die Geschwindigkeit der Interventionen zu verbessern und den Patienten effektivere Lösungen zu bieten. Hier ein Überblick über die wichtigsten Fortschritte in der Notfallforschung:

- **Verbesserte Triage-Tools**: Es wurden ausgefeiltere und evidenzbasierte Algorithmen entwickelt, um den Schweregrad von Patienten bei ihrer Ankunft schnell zu beurteilen und so eine schnellere und angemessenere Behandlung zu ermöglichen.
- **Neue Biomarker**: Die Entdeckung neuer Biomarker, die z.B. einen Herzinfarkt schneller erkennen, hat die

Art und Weise, wie bestimmte Fälle beurteilt und behandelt werden, revolutioniert.

- **Telemedizin**: Die Technologien der Telemedizin haben eine führende Rolle eingenommen, insbesondere bei der Ferndiagnose und -konsultation, wodurch die Pflege vor allem in abgelegenen Gebieten zugänglicher wird.
- **Medizinische Simulation**: Durch den Einsatz von High-Fidelity-Simulationspuppen können Notfallmediziner den Umgang mit komplexen Situationen üben und so ihre Kompetenz und ihr Selbstvertrauen in realen Situationen steigern.
- **Ultraschall am Point-of-Care**: Der tragbare Ultraschall ist zu einem wichtigen Hilfsmittel für Notärzte geworden und ermöglicht eine schnelle Diagnose in Situationen, in denen jede Sekunde zählt.
- **Effektivere Behandlung von Schlaganfällen**: Dank der Forschung wurden verbesserte Protokolle für eine schnelle Behandlung von Schlaganfällen eingeführt, wodurch die Hirnschäden verringert und die Ergebnisse für die Patienten verbessert wurden.
- **Strategien zur Reduzierung der Überfüllung**: Es wurden neue Methoden zur Bewältigung der Überfüllung von Notaufnahmen entwickelt, die den Patientenfluss verbessern und die Wartezeiten verkürzen.
- **Schmerzbehandlung**: Neue Ansätze zur Behandlung von akuten und chronischen Schmerzen, mit besonderem Schwerpunkt auf der Reduzierung von Opioiden, wurden durch die Forschung in der Notaufnahme hervorgehoben.
- **Psychiatrische Notfallmaßnahmen**: Es wurden bessere Methoden zur Beurteilung und Intervention bei Patienten in psychiatrischen Krisen entwickelt, die eine sicherere und humanere Behandlung gewährleisten.

- **Management des Herzstillstands**: Die Forschung hat auch zur Optimierung der Wiederbelebungstechniken und -protokolle beigetragen, wodurch die Überlebenschancen und die langfristigen Ergebnisse verbessert wurden.

Die Forschung in der Notfallmedizin war die treibende Kraft für viele Fortschritte, die die moderne Praxis geprägt haben und die Versorgung effizienter, schneller und patientenorientierter machen. Dank dieser Fortschritte ist das medizinische Fachpersonal besser gerüstet, um die einzigartigen Herausforderungen der hektischen Welt der Notaufnahme zu meistern, und die Patienten erhalten eine bessere Versorgung. Die Fortsetzung der Forschung ist daher von entscheidender Bedeutung für die weitere Verbesserung und Innovation in diesem entscheidenden Bereich der Medizin.

Kapitel 12:
PRÄVENTION UND BILDUNG

Die Rolle der Krankenschwester bei der Prävention

Die Krankenschwester ist weit mehr als nur ein Ausführender der medizinischen Versorgung. Seine Rolle erstreckt sich auch auf die Prävention, die ein Schlüsselelement der öffentlichen Gesundheit ist. Die Prävention ist eine der Säulen der modernen Medizin, da sie nicht nur auf die Behandlung von Krankheiten abzielt, sondern vor allem auf die Verhinderung ihrer Entstehung. Hier erfahren Sie, wie die Krankenschwester in diesem Bereich eine zentrale Rolle spielt:

- **Aufklärung und Sensibilisierung**: Die Pflegekraft ist oft der erste Ansprechpartner des Patienten, wenn es um Gesundheitsfragen geht. In dieser Funktion informiert er den Patienten über gute Praktiken zur Vorbeugung von Krankheiten: ausgewogene Ernährung, regelmäßige körperliche Betätigung, Raucherentwöhnung usw. Die Pflegekraft kann den Patienten auch über die Möglichkeiten informieren, die er hat, um seine Gesundheit zu verbessern.
- **Impfung**: Die Krankenschwester spielt eine Schlüsselrolle bei der Impfung, nicht nur durch die Verabreichung der Impfstoffe, sondern auch durch die Aufklärung über deren Bedeutung und die Beantwortung der Bedenken der Patienten.
- **Früherkennung**: Aufgrund ihrer klinischen Fähigkeiten können Krankenpfleger die ersten Anzeichen bestimmter Krankheiten erkennen. Sie

leiten die Patienten dann gegebenenfalls zu weiterführenden Untersuchungen weiter.

- **Beratung zur sexuellen Gesundheit**: Das Pflegepersonal kann auch eine wesentliche Rolle bei der Prävention von sexuell übertragbaren Krankheiten spielen, indem es über sichere Sexualpraktiken berät und Vorsorgeuntersuchungen anbietet.

- **Vermeidung von nosokomialen Infektionen**: In Gesundheitseinrichtungen stehen Krankenschwestern und Krankenpfleger an vorderster Front bei der Umsetzung von Hygieneprotokollen, um die Ausbreitung von Infektionen zu verhindern.

- **Betreuung bei chronischen Krankheiten**: Bei Patienten mit chronischen Krankheiten wie Diabetes oder Bluthochdruck bietet der Krankenpfleger eine regelmäßige Betreuung, berät über Ernährung, körperliche Aktivität und sorgt für eine angemessene Medikamenteneinnahme.

- **Sensibilisierung für psychische Gesundheit**: Das Pflegepersonal ist häufig eine der ersten Gesundheitsfachkräfte, die die Anzeichen eines psychischen Gesundheitsproblems erkennt. Sie können den Patienten dann an geeignete Ressourcen verweisen und erste Unterstützung anbieten.

- **Vermeidung von Unfällen im Haushalt**: Krankenpfleger, insbesondere in der Kinder- und Altenpflege, geben Ratschläge zur Vermeidung von Unfällen im Haushalt, wie z.B. Stürzen.

- **Therapeutische Ausbildung**: Die Pflegekraft hilft dem Patienten, seine Krankheit, die verordnete Behandlung und deren Bedeutung zu verstehen, wodurch die Einhaltung der Behandlung gestärkt und Komplikationen verhindert werden.

- **Förderung einer gesunden Umwelt**: Durch das Verständnis der sozialen Determinanten von Gesundheit kann das Pflegepersonal die Patienten beraten, wie sie positiv mit ihrer Umwelt interagieren können, sei es durch Ernährung, Bewegung oder geistiges Wohlbefinden.

Das Pflegepersonal ist ein wesentlicher Akteur der Prävention. Durch seinen direkten Kontakt mit den Patienten, seine Ausbildung und sein Engagement spielt er eine zentrale Rolle bei der Förderung eines gesunden Lebensstils, der Vorbeugung von Krankheiten und der Sensibilisierung für gesunde Gewohnheiten. In einer Zeit, in der chronische Krankheiten zunehmen und die Prävention wichtiger denn je ist, ist die Rolle des Krankenpflegers relevanter und notwendiger denn je.

Die Öffentlichkeit aufklären über häufige Gefahren

Die öffentliche Gesundheit hängt weitgehend von der Prävention ab. Um die Sicherheit jedes Einzelnen zu gewährleisten, ist die Aufklärung der Öffentlichkeit über alltägliche Gefahren von entscheidender Bedeutung. Ein kollektives Bewusstsein kann das Risiko von Unfällen und Krankheiten erheblich reduzieren. Hier ist ein Ansatz zur Sensibilisierung der Öffentlichkeit für einige häufige Gefahren:

- Rauchen und Alkoholismus :
  - **Machen Sie auf die Folgen aufmerksam**: Weisen Sie auf die Gefahren des Rauchens und des Alkohols hin, wie Herzkrankheiten, Krebs und Lebererkrankungen.
  - **Bieten Sie Alternativen an**: Bieten Sie Programme zur Raucherentwöhnung oder Gruppenaktivitäten für diejenigen an, die ihren Alkoholkonsum reduzieren wollen.

- Straßenverkehrssicherheit :
  - **Verantwortungsvolles Fahren**: Schärfen Sie das Bewusstsein für das Anlegen von Sicherheitsgurten, das Verbot des Telefonierens am Steuer und die Gefahren des Fahrens unter Alkohol- oder Drogeneinfluss.
  - **Prävention für Fußgänger**: Beraten Sie über Zebrastreifen, die Bedeutung von Nachtsicht und Risikobereiche.
- Vermeidung von Stürzen :
  - **Zu Hause**: Legen Sie den Schwerpunkt auf sichere Teppiche, angemessene Beleuchtung und die Verwendung von Hilfsmitteln wie Haltegriffen.
  - **Im Freien**: Erziehen Sie über die Bedeutung von geeignetem Schuhwerk, insbesondere in der Wintersaison.
- Gesunde Ernährung :
  - **Vermeiden Sie Vergiftungen** : Bieten Sie Workshops zur Lagerung und zum Kochen von Lebensmitteln an.
  - **Förderung einer ausgewogenen Ernährung**: Fördern Sie den Verzehr von Obst, Gemüse und die Reduzierung von verarbeiteten Lebensmitteln.
- Wassersicherheit :
  - **Schwimmen lernen**: Bieten Sie Schwimmkurse für alle Altersgruppen an.
  - **Sicherheitsausrüstung**: Schärfen Sie das Bewusstsein für die Verwendung von Rettungswesten und die Vorsicht in der Nähe von tiefen oder fließenden Gewässern.
- Sonneneinstrahlung :
  - **Sonnenschutz**: Informieren Sie über die Verwendung von Sonnenschutzmitteln, das Tragen von Hüten und Schutzkleidung und

darüber, welche Zeiten der Sonneneinstrahlung zu vermeiden sind.

- **UV-Gefahren**: Schärfen Sie Ihr Bewusstsein für das Risiko von Hautkrebs und grauem Star.
- Verwendung von Medikamenten :
  - **Einhaltung der Vorschriften**: Informieren Sie darüber, wie wichtig es ist, die ärztlichen Empfehlungen zu befolgen und seine Medikamente nicht zu teilen.
  - **Sichere Lagerung**: Schärfen Sie das Bewusstsein für die Bedeutung der Aufbewahrung von Medikamenten außerhalb der Reichweite von Kindern.
- Vermeidung von Infektionen :
  - **Handhygiene**: Erziehen Sie über die Bedeutung des regelmäßigen Händewaschens.
  - **Impfung**: Schärfen Sie das Bewusstsein für die Bedeutung von Impfungen zur Vermeidung bestimmter schwerer Krankheiten.
- Digitale Sicherheit :
  - **Datenschutz**: Informieren Sie über die Gefahren von Online-Betrug und die Notwendigkeit, seine persönlichen Daten zu schützen.
  - **Verantwortungsvolle Nutzung**: Schärfen Sie das Bewusstsein, insbesondere unter Jugendlichen, für die Gefahren des Cyberbullying.
- Vermeidung von Bissen und Stichen :
  - **Haustiere**: Informieren Sie darüber, wie wichtig es ist, Tiere nicht beim Essen oder Schlafen zu stören.
  - **Insekten und Parasiten** : Schärfen Sie das Bewusstsein für die Verwendung von Repellentien und geeigneter Kleidung, um sich vor Zecken und Mücken zu schützen.

Durch die Sensibilisierung der Öffentlichkeit für diese weit verbreiteten Gefahren kann die Zahl der Unfälle, Krankheiten und Todesfälle hoffentlich erheblich reduziert werden. Bildung ist der erste Schritt auf dem Weg zu einer gesünderen und sichereren Gesellschaft.

Zusammenarbeit mit den Gemeinden für Präventionsinitiativen

Einer der Schlüssel zu einer erfolgreichen Prävention ist die Zusammenarbeit zwischen dem Gesundheitspersonal und den Gemeinden selbst. Die Zusammenarbeit mit den Gemeinden ermöglicht es, die Präventionsbotschaften an die Realität und die spezifischen Bedürfnisse jeder einzelnen Gemeinde anzupassen. Hier ist ein Entwurf, wie eine solche Zusammenarbeit aussehen könnte:

1. Die Gemeinschaft verstehen :
Es ist wichtig, die Demographie, die Bräuche, den Glauben und die Verhaltensweisen zu kennen, die für jede Gemeinschaft spezifisch sind. Die Organisation von Versammlungen, Interviews und Fokusgruppen kann dabei helfen, diese Elemente zu identifizieren.

2. Identifizierung von Gemeindeführern :
Jede Gemeinde hat natürliche oder offizielle Führungspersönlichkeiten, die eine Schlüsselrolle bei der Mobilisierung der Mitglieder spielen. Es kann sich dabei um religiöse Führer, Lehrer, Kommunalpolitiker oder andere einflussreiche Personen handeln.

3. Aufbau von lokalen Partnerschaften :
Die Zusammenarbeit mit lokalen Organisationen, Schulen, Unternehmen, Verbänden und religiösen Gruppen ist für eine maximale Wirkung von entscheidender Bedeutung.

Diese Partner können Ressourcen, Freiwillige und Kommunikationskanäle zur Verfügung stellen.

4. Gestaltung angepasster Programme :
Präventionsprogramme müssen auf die spezifischen Bedürfnisse der Gemeinde zugeschnitten sein. Wenn eine Gemeinde beispielsweise besonders stark von Diabetes betroffen ist, könnte sich ein Präventionsprogramm auf Ernährung und körperliche Aktivität konzentrieren.

5. Organisation von Workshops und Schulungen :
Diese Sitzungen können sich auf eine Vielzahl von Themen beziehen, von HLW (Herz-Lungen-Wiederbelebung) über Verkehrssicherheit bis hin zur Prävention von Infektionskrankheiten.

6. Sensibilisierungskampagnen :
Nutzen Sie alle verfügbaren Kommunikationsmittel, von Broschüren bis hin zu sozialen Medien, um relevante Informationen zu verbreiten. Die Einbeziehung von Jugendlichen in die Erstellung von Inhalten, wie Videos oder Poster, kann besonders effektiv sein.

7. Bewertung und Feedback :
Nach der Umsetzung von Initiativen ist es von entscheidender Bedeutung, ihre Wirksamkeit zu messen. Dies kann durch Umfragen, Interviews oder Beobachtungen geschehen. Das Feedback der Mitglieder der Gemeinschaft ist für die Anpassung und Verbesserung der Programme von entscheidender Bedeutung.

8. Feiern von Erfolgen :
Fortschritte anzuerkennen und zu feiern stärkt den Zusammenhalt der Gemeinschaft und ermutigt zu weiteren Anstrengungen. Dies kann durch Zeremonien, Preisverleihungen oder Gemeinschaftstage geschehen.

9. Sicherung der Nachhaltigkeit :
Um eine Initiative nachhaltig zu gestalten, ist es wichtig, die Gemeinschaft in die Verwaltung und Finanzierung einzubeziehen. Dies stärkt das Gefühl der Eigenverantwortung und stellt sicher, dass das Programm auch ohne externe Intervention fortgesetzt wird.

Letztendlich geht es bei der Zusammenarbeit mit den Gemeinden bei Präventionsinitiativen nicht nur um die Verbreitung von Informationen. Es geht darum, starke Partnerschaften aufzubauen, zuzuhören und auf die spezifischen Bedürfnisse der einzelnen Gemeinden einzugehen. Dies ist eine langfristige Investition, die, wenn sie gut gemacht wird, zu erheblichen Verbesserungen der Gesundheit und des Wohlbefindens führen kann.

Kapitel 13:
KÖRPERLICHES WOHLBEFINDEN
UND ERGONOMIE AM ARBEITSPLATZ

Physische Risiken Arbeit
in der Notaufnahme

Die Notaufnahme ist eine besonders anspruchsvolle Umgebung für Körper und Geist. Die Krankenschwestern und das medizinische Personal, die dort arbeiten, sind einer Vielzahl von körperlichen Risiken ausgesetzt, die sich aus der Art ihrer Arbeit ergeben. Lassen Sie uns in die Aspekte dieses besonderen Arbeitsumfelds eintauchen.

1. Exposition gegenüber Infektionskrankheiten: In der Notaufnahme werden täglich Patienten mit verschiedenen Erkrankungen, einschließlich übertragbarer Infektionen, behandelt. Die Arbeitnehmer können Viren wie HIV, Hepatitis B und C, Tuberkulose, Grippe und seit kurzem auch Viren wie COVID-19 ausgesetzt sein.

2. Muskel- und Skelettverletzungen: Wiederholte Bewegungen, wie das Heben oder Bewegen von Patienten, können zu Verspannungen und Verletzungen führen. Das Pflegepersonal kann unter Rückenschmerzen, Sehnenscheidenentzündungen oder anderen Erkrankungen leiden, die mit dem regelmäßigen Umgang mit Patienten oder Geräten verbunden sind.

3. Schnittwunden und Nadelstiche: Scharfe Instrumente, Nadeln und andere medizinische Geräte stellen ein Verletzungsrisiko dar. Ein versehentlicher Stich kann zur Übertragung von Infektionskrankheiten führen.

4. Risiken durch Chemikalien: Medikamente, Desinfektionsmittel und andere Chemikalien, die in der Notaufnahme verwendet werden, können bei direktem Kontakt oder Einatmen giftig sein.

5. Die Exposition gegenüber Strahlung : Obwohl Röntgenuntersuchungen üblicherweise in anderen Bereichen des Krankenhauses durchgeführt werden, kann das Personal der Notaufnahme versehentlich einer Strahlenbelastung ausgesetzt werden, insbesondere wenn sie während Notfallverfahren anwesend sind, bei denen Röntgenaufnahmen erforderlich sind.

6. Körperliche Angriffe: Leider kann es in der Notaufnahme manchmal zu Gewalt kommen. Patienten, die unter dem Einfluss von Drogen oder Alkohol stehen, oder solche, die extrem gestresst oder ängstlich sind, können aggressiv werden.

7. Körperliche Ermüdung: Lange Arbeitszeiten, Nachtschichten und ein unaufhörliches Tempo können zu extremer körperlicher Ermüdung führen, was das Risiko von medizinischen Fehlern und persönlichen Verletzungen erhöht.

8. Risiken im Zusammenhang mit der Umgebung : Nasse oder kontaminierte Böden, elektrische Kabel und überfüllte Räume können für das Personal ein Sturz- oder Unfallrisiko darstellen.

Jedes der oben genannten Risiken erfordert spezifische Präventivmaßnahmen, sei es durch Schulungen, persönliche Schutzausrüstung, Interventionsprotokolle oder eine kontinuierliche Sensibilisierung. Es ist unerlässlich, dass Krankenhäuser und Notaufnahmen diese Risiken erkennen und alles tun, um ihr Personal zu schützen, da dessen Sicherheit untrennbar mit der Qualität der Pflege verbunden ist, die sie leisten.

Ergonomische Ratschläge für die Krankenpflege

Die Ergonomie, die sich mit der Effizienz und Sicherheit der Arbeitsumgebung befasst, ist im Bereich der Krankenpflege von größter Bedeutung. Angesichts der körperlich anspruchsvollen Aufgaben, der Notwendigkeit sich wiederholender Bewegungen und des Zeitdrucks ist die Ergonomie von entscheidender Bedeutung, um Verletzungen vorzubeugen und einen optimalen Komfort während der Arbeit zu gewährleisten. Hier sind einige ergonomische Tipps für die Krankenpflege:

1. Eine gute Körpermechanik verwenden :
   - Halten Sie beim Anheben oder Bewegen eines Patienten den Rücken gerade, gehen Sie in die Knie und setzen Sie die Kraft Ihrer Beine statt Ihres Rückens ein.
   - Vermeiden Sie es, sich unnötig zu bücken oder zu strecken, sondern nähern Sie sich dem, was Sie brauchen.

2. Geeignete Ausrüstung :
   - Verwenden Sie Hebehilfen, wie z.B. Hebegurte oder verstellbare Betten, um den Transfer des Patienten zu unterstützen.
   - Stellen Sie sicher, dass die Stühle und Arbeitsplätze auf der richtigen Höhe sind, um Zwangshaltungen zu vermeiden.

3. Pause und Stretching :
- Legen Sie regelmäßig kurze Pausen ein, um sich zu strecken und zu bewegen, insbesondere wenn Sie lange Zeit in derselben Position verharren.
- Regelmäßiges Dehnen der Arme, Beine, des Halses und des Rückens kann helfen, Verspannungen zu vermeiden.

4. Anpassung der Umgebung :
- Entfernen Sie Hindernisse vom Boden, um die Gefahr des Stolperns zu verringern.
- Stellen Sie schwere oder häufig benutzte Gegenstände regelmäßig auf eine Höhe zwischen Hüfte und Brust, um ein Bücken oder Strecken zu vermeiden.

5. Geeignete Schuhe :
- Tragen Sie bequeme, gut sitzende Schuhe mit guter Unterstützung, um die Ermüdung und das Risiko eines Sturzes zu verringern.

6. Ausbildung und Sensibilisierung :
- Nehmen Sie an Ergonomie-Schulungen teil, die speziell für die Krankenpflege entwickelt wurden.
- Bleiben Sie auf dem Laufenden über die neuesten Forschungen und Empfehlungen zur Ergonomie im medizinischen Bereich.

7. Ergonomische Ausstattung :
- Verwenden Sie Wagen, Tische und andere Geräte, die so konzipiert sind, dass sie die körperliche Belastung reduzieren.
- Denken Sie an ergonomische Tastaturen oder Mäuse, wenn Sie viel Zeit vor dem Computer verbringen.

8. Anpassung des Arbeitsrhythmus :
- Wechseln Sie, wenn möglich, zwischen schweren und leichteren Aufgaben, damit sich Ihr Körper erholen kann.
- Seien Sie sich Ihrer eigenen Grenzen bewusst und scheuen Sie sich nicht, um Hilfe zu bitten, wenn Sie diese benötigen.

9. Erfahrungsaustausch :
- Diskutieren Sie mit Ihren Kollegen über ergonomische Herausforderungen und Lösungen, um das Wissen zu teilen.
- Teilen Sie die "Tipps", die für Sie funktionieren und lernen Sie von den Erfahrungen anderer.

Ergonomie ist nicht nur eine Frage der Bequemlichkeit, sondern eine echte Notwendigkeit, um die Sicherheit und das Wohlbefinden des Pflegepersonals zu gewährleisten. Indem sie diese Ratschläge befolgen und auf ihren Körper hören, können Krankenpfleger ihr Verletzungsrisiko verringern und eine längere und befriedigendere Karriere genießen.

Aufrechterhaltung einer guten körperlichen Gesundheit langfristig

Körperliche Gesundheit ist der Grundstein für ein ausgewogenes und erfülltes Leben. Ihre Erhaltung ist entscheidend für unsere Fähigkeit, das Leben zu genießen, unsere Pflichten zu erfüllen und Herausforderungen zu bewältigen. Der Schlüssel liegt in einem proaktiven, kontinuierlichen und integrierten Ansatz. Hier sind einige Tipps, um eine gute körperliche Gesundheit langfristig zu gewährleisten:

1. Achten Sie auf eine ausgewogene Ernährung :
   - Bevorzugen Sie eine Ernährung, die reich an Obst, Gemüse, Vollkornprodukten, magerem Eiweiß und gesunden Fettquellen ist.
   - Vermeiden Sie den übermäßigen Verzehr von Zucker, gesättigten Fettsäuren und Salz.

2. Üben Sie regelmäßig Sport aus:
   - Finden Sie eine Aktivität, die Ihnen Spaß macht, sei es Wandern, Schwimmen, Tanzen, Yoga oder eine andere Sportart.
   - Streben Sie mindestens 150 Minuten moderate Aktivität pro Woche an.

3. Bewahren Sie Ihren Schlaf :
   - Versuchen Sie, 7 bis 9 Stunden pro Nacht zu schlafen.
   - Gehen Sie regelmäßig zu Bett und stehen Sie auf, auch am Wochenende.

4. Umgang mit Stress :
   - Identifizieren Sie die Quellen von Stress in Ihrem Leben und suchen Sie nach Möglichkeiten, diese zu mildern oder zu beseitigen.
   - Praktizieren Sie Meditation, tiefes Atmen oder andere Entspannungstechniken.

5. Vermeiden Sie riskante Verhaltensweisen :
   - Vermeiden Sie Alkoholmissbrauch, Rauchen und Drogen.
   - Fahren Sie vorsichtig und legen Sie immer den Sicherheitsgurt an.

6. Führen Sie regelmäßige Gesundheitsuntersuchungen durch :
   - Gehen Sie regelmäßig zu Ihrem Arzt für Vorsorgeuntersuchungen und Tests.

- Vernachlässigen Sie keine ungewöhnlichen Anzeichen oder Symptome.

7. Achten Sie auf Ihre geistige Gesundheit :
   - Die psychische Gesundheit hat einen starken Einfluss auf die körperliche Gesundheit. Sprechen Sie über Ihre Gefühle und zögern Sie nicht, bei Bedarf professionelle Hilfe in Anspruch zu nehmen.

8. Bleiben Sie hydratisiert:
   - Trinken Sie mindestens 2 Liter Wasser pro Tag, mehr, wenn Sie aktiv sind oder wenn es heiß ist.

9. Begrenzen Sie die Exposition gegenüber Toxinen :
   - Reduzieren Sie den Einsatz von Chemikalien in Ihrem Haus.
   - Vermeiden Sie das Einatmen von Luftschadstoffen, sei es durch Passivrauchen oder industrielle Verschmutzung.

10. Pflegen Sie Ihr Sozialleben :
   - Ein erfülltes Sozialleben ist mit einer besseren körperlichen Gesundheit verbunden. Umgeben Sie sich mit positiven Menschen und bleiben Sie in Ihrer Gemeinde aktiv.

Wenn Sie sich diese gesunden Gewohnheiten aneignen, schaffen Sie einen soliden Rahmen für ein langes Leben voller Vitalität und Wohlbefinden. Denken Sie daran, dass es einfacher ist, eine gute Gesundheit zu erhalten, als sich nach einer Krankheit oder Verletzung zu erholen. Ihr Körper ist Ihr wertvollster Besitz; behandeln Sie ihn mit dem Respekt und der Sorgfalt, die er verdient.

Kapitel 14:
RECHTLICHE ASPEKTE
UND VERANTWORTLICHKEITEN

Verständnis der gesetzlichen Haftung als Krankenpfleger

Die Rolle des Krankenpflegers beinhaltet nicht nur medizinisches Fachwissen und Mitgefühl für das Wohlergehen der Patienten, sondern auch ein umfassendes Wissen über die rechtlichen Verantwortlichkeiten. Diese Verantwortlichkeiten gewährleisten die Sicherheit der Patienten, die Qualität der erbrachten Pflege und den Schutz der Rechte aller Beteiligten. Im Folgenden finden Sie einen Überblick über die wichtigsten Aspekte der rechtlichen Verantwortung von Krankenschwestern und Krankenpflegern.

1. Die Sorgfaltspflicht :
   - Als Krankenpfleger haben Sie die berufliche Pflicht, den Patienten eine kompetente und angemessene Pflege zukommen zu lassen. Dies bedeutet, dass Sie die medizinischen Protokolle, die klinischen Richtlinien und die ethischen Standards des Berufsstandes befolgen müssen.

2. Informierte Zustimmung :
   - Der Patient hat das Recht, die ihm angebotenen Behandlungen und die damit verbundenen potenziellen Risiken zu kennen und zu verstehen. Das Pflegepersonal muss sicherstellen, dass der Patient vor jeder medizinischen Maßnahme seine Einwilligung nach Aufklärung erteilt hat.

3. Vertraulichkeit :
- Das Pflegepersonal ist verpflichtet, die Vertraulichkeit der medizinischen Informationen seiner Patienten zu schützen. Die Weitergabe von Informationen ohne die entsprechende Zustimmung, außer unter außergewöhnlichen, gesetzlich vorgeschriebenen Umständen, kann rechtliche Konsequenzen nach sich ziehen.

4. Vernachlässigung :
- Wenn eine Pflegekraft ihre Pflegepflicht verletzt und dadurch dem Patienten Schaden zufügt, kann sie für Fahrlässigkeit haftbar gemacht werden. Dies kann sowohl in beruflicher als auch in rechtlicher Hinsicht schwerwiegende Folgen haben.

5. Verabreichung von Medikamenten :
- Die falsche Verabreichung von Medikamenten oder das Versäumnis, Nebenwirkungen zu überwachen, kann rechtliche Konsequenzen nach sich ziehen. Das Pflegepersonal muss die medizinischen Richtlinien und die festgelegten Protokolle strikt befolgen.

6. Genaue Dokumentation :
- Krankenakten spielen eine wesentliche Rolle bei der Erbringung von Pflegeleistungen. Eine fehlerhafte oder unvollständige Dokumentation kann nicht nur die Qualität der Pflege beeinträchtigen, sondern auch eine rechtliche Haftung nach sich ziehen.

7. Kenntnis der Gesetze und Vorschriften :
- Das Pflegepersonal muss über die lokalen, regionalen und nationalen Gesetze und Vorschriften, die für seinen Beruf gelten, informiert sein. Dies schließt die Kenntnis der Richtlinien zu Patientenrechten, Sterbebegleitung, Misshandlung usw. ein.

8. Verteidigung der Patientenrechte :
- Das Pflegepersonal hat die Pflicht, die Rechte seiner Patienten zu verteidigen und zu schützen, insbesondere in Bezug auf Würde, Autonomie und Vertraulichkeit.

9. Meldung von Vorfällen :
- Wenn es zu einem Vorfall oder einer Unregelmäßigkeit kommt, ist die Krankenschwester je nach Rechtsprechung häufig verpflichtet, dies der Leitung oder den zuständigen Behörden zu melden.

10. Aufrechterhaltung der Kompetenz :
- Das Gesetz verlangt im Allgemeinen, dass Krankenpfleger sich während ihrer gesamten beruflichen Laufbahn weiterbilden, um sicherzustellen, dass ihre Fähigkeiten und Kenntnisse auf dem neuesten Stand sind.

Das Verständnis und die Einhaltung dieser rechtlichen Verantwortlichkeiten ist nicht nur für die Sicherheit und das Wohlergehen der Patienten, sondern auch für den Schutz des Pflegepersonals selbst von entscheidender Bedeutung. In einer sich ständig verändernden medizinischen Welt ist es unerlässlich, sich über gesetzliche und ethische Änderungen auf dem Laufenden zu halten, um die bestmögliche Pflege zu leisten.

Medizinische Dokumentation: Bedeutung und gute Praktiken

Die medizinische Dokumentation ist das Herzstück des Pflegeprozesses. Sie bietet einen klaren Überblick über den medizinischen Werdegang des Patienten und ermöglicht es, die Kontinuität und Qualität der Pflege zu gewährleisten. Eine sorgfältige, vollständige und genaue

Dokumentation ist von entscheidender Bedeutung für den Schutz der Patienten, aber auch für den Schutz der Angehörigen der Gesundheitsberufe vor möglichen rechtlichen Verpflichtungen. Lassen Sie uns einen Blick auf die Bedeutung der medizinischen Dokumentation und die besten Praktiken werfen, die Sie anwenden sollten.

Die Bedeutung der medizinischen Dokumentation :
- **Kontinuität** der **Versorgung**: Die medizinische Dokumentation ermöglicht es allen Angehörigen der Gesundheitsberufe, schnell und genau den medizinischen Werdegang eines Patienten, seine Vorgeschichte, seine laufenden Behandlungen und seine möglichen Allergien oder Kontraindikationen zu verstehen.
- **Kommunikation**: Sie erleichtert die Kommunikation zwischen den verschiedenen medizinischen Akteuren, wie Ärzten, Krankenschwestern, Apothekern und anderen Spezialisten.
- **Klinische Entscheidungen**: Der Zugang zu vollständigen medizinischen Aufzeichnungen hilft dem Gesundheitspersonal, fundierte Entscheidungen zu treffen und mögliche Fehler zu vermeiden.
- **Gesetzlicher Schutz**: Im Falle eines Rechtsstreits dient die medizinische Dokumentation als objektiver Beweis für die Behandlung des Patienten.
- **Forschung und Ausbildung**: Krankenakten sind eine wichtige Ressource für die klinische Forschung, die eine ständige Verbesserung der Pflege ermöglicht.

Gute Praxis der medizinischen Dokumentation :
- **Genauigkeit**: Stellen Sie sicher, dass Sie alle Informationen genau eingeben und keine wichtigen Details auslassen.
- **Vollständigkeit**: Lassen Sie kein Feld leer. Wenn eine Information unbekannt oder nicht zutreffend ist, vermerken Sie dies deutlich.

- **Lesbarkeit**: Ob handschriftlich oder digital, stellen Sie sicher, dass die Dokumentation lesbar ist. Nicht gut lesbare Informationen können zu medizinischen Fehlern führen.
- **Objektivität**: Notieren Sie nur Fakten und vermeiden Sie subjektive Urteile oder Interpretationen.
- **Aktualisierung** : Stellen Sie sicher, dass die Krankenakte regelmäßig aktualisiert wird, insbesondere bei Änderungen der Behandlung, bei Veränderungen der Symptome oder bei Untersuchungsergebnissen.
- **Vertraulichkeit**: Krankenakten enthalten **vertrauliche** Informationen. Stellen Sie sicher, dass sie sicher aufbewahrt werden und dass nur autorisierte Personen Zugang dazu haben.
- **Unterschreiben und datieren**: Jeder Eintrag in der Krankenakte muss unterschrieben und datiert werden, um die Nachvollziehbarkeit der Informationen zu gewährleisten.
- **Verwenden Sie eine angemessene medizinische Terminologie**: Dies gewährleistet die Genauigkeit und Klarheit der Informationen.
- **Fehlerkorrektur**: Wenn ein Fehler gemacht wird, löschen Sie ihn niemals oder verwenden Sie ein Korrekturprogramm. Ziehen Sie eine einfache Linie über den Fehler, schreiben Sie die Korrektur daneben und unterschreiben und datieren Sie die Änderung.
- Aufbewahrung: Bewahren Sie die medizinischen Aufzeichnungen so lange auf, wie es die örtlichen Gesetze und Vorschriften verlangen.

Die medizinische Dokumentation ist weit mehr als nur eine Verwaltungsformalität. Sie steht im Mittelpunkt der medizinischen Versorgung, gewährleistet die Sicherheit und das Wohlergehen des Patienten und garantiert die Qualität der Pflege. Die Einführung und Aufrechterhaltung einer guten Dokumentationspraxis ist daher eine entscheidende Verantwortung für jeden Angehörigen der Gesundheitsberufe.

Umgang mit Beschwerden und Streitigkeiten

Inmitten des Trubels und der Komplexität der Notaufnahme sind Krankenschwestern und Krankenpfleger oft mit unzufriedenen Patienten, Familien oder sogar Kollegen konfrontiert. Diese Beschwerden und Streitigkeiten können aus einer Reihe von Situationen resultieren, die von einfachen Missverständnissen bis hin zu medizinischen Fehlern reichen. Der richtige Umgang mit solchen Vorfällen ist von entscheidender Bedeutung, nicht nur um eine ruhige Arbeitsatmosphäre zu erhalten, sondern auch um das Vertrauen und die Sicherheit der Patienten zu gewährleisten.

Die Ursachen von Beschwerden und Streitigkeiten :

- **Nicht erfüllte Erwartungen** : Patienten und ihre Familien können Erwartungen bezüglich der Wartezeit, der Pflege oder der Ergebnisse einer Behandlung haben.
- **Unzureichende oder unzureichende Kommunikation**: Ein schlecht informierter Patient kann sich unzufrieden oder sogar ängstlich fühlen.
- **Medizinische** Fehler: Fehler sind zwar selten, können aber schwerwiegende Folgen haben, sowohl physisch als auch psychologisch.
- **Unvorhergesehene Komplikationen**: Selbst bei einer angemessenen Betreuung können Komplikationen auftreten, die zu Frustration und Unzufriedenheit führen können.

Effektiver Umgang mit Beschwerden :

- **Aktives Zuhören**: Nehmen Sie sich die Zeit, dem Beschwerdeführer zuzuhören, ohne ihn zu

126

unterbrechen. Lassen Sie den Beschwerdeführer seine Bedenken oder seinen Ärger äußern. Oftmals kann es die Spannung mindern, wenn man gehört wird.

- **Einfühlungsvermögen**: Zeigen Sie Verständnis und Einfühlungsvermögen für die Sorgen des Patienten oder seiner Familie. Ein einfaches "Ich verstehe, warum Sie verärgert sind" kann einen großen Unterschied machen.
- **Nicht defensiv sein**: Auch wenn Sie nicht einverstanden sind, vermeiden Sie es, eine defensive Haltung einzunehmen. Dies kann die Situation verschärfen.
- Klären Sie: Fragen Sie nach, um die Art des Problems zu verstehen. Stellen Sie offene Fragen.
- Geben Sie **eine Antwort**: Bieten Sie klare, ehrliche und sachliche Erklärungen. Wenn ein Fehler gemacht wurde, geben Sie diesen zu und entschuldigen Sie sich.
- **Lösung**: Wenn möglich, schlagen Sie Lösungen oder Abhilfemaßnahmen vor, um die Bedenken auszuräumen.
- **Dokumentieren** Sie: Halten Sie alle Einzelheiten der Beschwerde und der Antwort fest.

Verwaltung formeller Streitigkeiten :

- **Beraten Sie sich mit Ihrem** Vorgesetzten: Informieren Sie immer Ihren Vorgesetzten über die Situation und befolgen Sie die internen Verfahren.
- **Detaillierte Dokumentation**: Stellen Sie sicher, dass alle Aspekte der Pflege und der Beschwerde sorgfältig dokumentiert werden. Dies kann im Bedarfsfall als Beweis dienen.
- **Arbeiten Sie mit** der Rechtsabteilung **zusammen**: Wenn die Situation zu einem Rechtsstreit eskaliert, arbeiten Sie eng mit der Rechtsabteilung Ihrer

Einrichtung zusammen, um sicherzustellen, dass Sie gut geschützt und beraten werden.
- Mediation: In einigen Fällen kann eine Mediation hilfreich sein, um die Streitigkeit gütlich beizulegen.

Um Beschwerden und Streitigkeiten vorzubeugen :
- **Verbessern Sie die Kommunikation**: Eine gute Kommunikation mit den Patienten und ihren Familien kann viele Missverständnisse verhindern.
- **Weiterbildung**: Regelmäßige Schulungen zu zwischenmenschlichen Fähigkeiten, medizinischer Ethik und klinischen Protokollen können Fehler und Missverständnisse reduzieren.

Vergessen Sie nie, dass jede Beschwerde oder jeder Rechtsstreit eine Gelegenheit zum Lernen ist. Sie können Bereiche für Verbesserungen aufzeigen, die zu einer besseren Versorgung aller Patienten in der Zukunft führen.

Kapitel 15:
WEITERBILDUNG
UND KARRIEREENTWICKLUNG

Sich während des gesamten Berufslebens weiterbilden

- ## Spezialisierte Ausbildung

Die Notfallmedizin ist ein großes und komplexes Gebiet, das besondere Fachkenntnisse und Vorbereitung erfordert. Krankenschwestern und Krankenpfleger sind als Ersthelfer häufig mit einer Vielzahl von Fällen konfrontiert, von weniger komplexen bis hin zu kritischen Fällen. Um ihre Kenntnisse und Fähigkeiten zu erweitern, gibt es zahlreiche Spezialausbildungen.

1. Fortgeschrittene Kurse in Notfallpflege :
   - **ALS (Advanced Life Support)** : Dieser wichtige Kurs konzentriert sich auf die fortgeschrittene kardiopulmonale Reanimation und vermittelt dem Pflegepersonal die notwendigen Instrumente, um lebensbedrohliche Notfälle zu bewältigen.
   - **ATLS (Advanced Trauma Life Support)** : Sie bietet eine systematische Methodik zur Beurteilung und Behandlung von Verletzungen.
2. Ausbildung in Pädiatrie :
   - **PALS (Pediatric Advanced Life Support)** : Dieser Kurs befasst sich mit der Behandlung von lebensbedrohlichen Notfällen bei Kindern und Säuglingen.
   - **ENPC (Emergency Nursing Pediatric Course)** : Ein Programm für Krankenschwestern und Krankenpfleger zur Verbesserung ihrer Fähigkeiten bei

der Beurteilung und Behandlung von Kindern in Notfallsituationen.

3. Spezialisierte Fähigkeiten in der Mutterschaft :
   - **NRP (Neonatal Resuscitation Program)**: Dieser Kurs konzentriert sich auf die Reanimation von Neugeborenen und ist ein Muss für Krankenschwestern, die in Notfallstationen mit hohem Anteil an Geburtshilfe arbeiten.

4. Management von psychiatrischen Notfällen :
   - **CPI (Crisis Prevention Institute)** : Sie bereitet Pflegekräfte darauf vor, effektiv mit Patienten in psychiatrischen Krisen zu interagieren, indem sie Techniken zur Deeskalation anbietet.

5. Spezialisierung auf Kardiologie :
   - **ACLS (Advanced Cardiac Life Support)** : Dieser fortgeschrittene Kurs konzentriert sich auf die Wiederbelebung des Herzens, die Behandlung von Herzstillstand und anderen kardiovaskulären Notfällen.

6. Toxikologische Schulungen :
   - Spezielle Kurse können das Pflegepersonal darin schulen, Überdosierungen, Vergiftungen und andere Notfälle im Zusammenhang mit Giftstoffen zu erkennen und zu behandeln.

7. Schulung in fortgeschrittenen Notfalltechniken :
   - Diese umfassen Fähigkeiten wie das Legen eines zentralen Venenkatheters, die Notfallintubation oder die Verwendung spezieller Geräte.

8. Management- und Führungstraining :
   - Für diejenigen, die die Karriereleiter hinaufklettern möchten, können Schulungen in Teammanagement, Führung oder Krisenmanagement von Vorteil sein.

9. Weiterbildung und praktische Workshops :
   - Medizinische Innovationen und technologische Fortschritte erfordern eine regelmäßige Aktualisierung der Kenntnisse. Praktische Workshops und Simulationen sind hervorragende Mittel zur Verbesserung und Aktualisierung der Fähigkeiten.

Für einen Krankenpfleger bedeutet die Teilnahme an einer oder mehreren dieser Spezialausbildungen nicht nur eine Erweiterung seines Kompetenzspektrums, sondern auch eine Verbesserung der Qualität der Patientenversorgung. In der Hektik der Notaufnahme können diese Fähigkeiten den Unterschied zwischen Leben und Tod ausmachen und gewährleisten eine optimale Versorgung von Patienten in Not.

• Zusätzliche Zertifizierungen und Diplome

Die Welt der medizinischen Notfälle mit ihrem hohen Tempo und ihrer Unvorhersehbarkeit verlangt von den Krankenschwestern und Krankenpflegern nicht nur eine solide Basis an klinischen Fähigkeiten, sondern auch das ständige Bemühen, ihr Wissen zu vertiefen und zu aktualisieren. Glücklicherweise gibt es viele zusätzliche Zertifizierungen und Abschlüsse, die es Krankenpflegern ermöglichen, sich weiter zu spezialisieren und sich in ihrem Beruf zu profilieren.

1. Zertifizierung in der Notfallkrankenpflege (CEN) :
Diese Zertifizierung ist speziell für Krankenpfleger in der Notaufnahme gedacht und erkennt hervorragende Leistungen in der Pflege von Notfallpatienten an. Die Zertifizierung umfasst Bereiche wie Kardiologie, Traumatologie, Pädiatrie und vieles mehr.

2. Zertifizierung als Intensivpflegepraktiker (CCRN) :
Obwohl diese Zertifizierung in erster Linie für Krankenpfleger in der Intensivpflege gedacht ist, ist sie auch für diejenigen wertvoll, die in der Notaufnahme arbeiten, da sie sich mit der Pflege von schwer kranken oder instabilen Patienten befasst.

3. Flugkrankenpflege-Zertifizierung (CFRN) :
Für Krankenpflegepersonal, das an medizinischen Evakuierungsmissionen per Hubschrauber oder Flugzeug

131

teilnimmt, deckt diese Zertifizierung alle Aspekte des Lufttransports von Patienten ab.

4. Zertifizierung in pädiatrischer Notfallkrankenpflege (CPEN) :
Sie konzentriert sich speziell auf die Behandlung von pädiatrischen Patienten in Notfällen, eine wichtige Fähigkeit angesichts der anatomischen und physiologischen Unterschiede zwischen Erwachsenen und Kindern.

5. Universitätsdiplom in Schmerzmanagement :
Da Schmerzen eine der häufigsten Beschwerden in Notaufnahmen sind, vermittelt dieser Spezialkurs dem Pflegepersonal fortgeschrittene Fähigkeiten in der Beurteilung und Behandlung von Schmerzen.

6. Diplom in Wundpflege und Ostomie :
Für Krankenschwestern und Krankenpfleger, die sich auf die Behandlung von Wunden, Ostomien und Kontinenz spezialisieren möchten.

7. Zertifizierung im Fallmanagement :
Sie bereitet Krankenschwestern und Krankenpfleger darauf vor, die Versorgung der Patienten auf umfassende Weise zu koordinieren und dabei nicht nur die medizinischen Bedürfnisse, sondern auch die psychosozialen, finanziellen und gemeinschaftlichen Bedürfnisse zu berücksichtigen.

8. Universitätsdiplom in Notfallpsychiatrie :
Die Behandlung von Patienten in psychiatrischen Krisen ist ein entscheidender Aspekt der Notaufnahme, und dieser Kurs vermittelt spezielle Werkzeuge für eine effektive Intervention.

9. Zertifizierungen in klinischer Forschung :
Für Pflegekräfte, die sich für den Bereich der Forschung interessieren, bieten diese Zertifizierungen eine Ausbildung

in Forschungsmethoden, Ethik und anderen Aspekten, die mit der Durchführung von klinischen Studien verbunden sind.

10. Schulungen in Führung und Management :
Programme, die Krankenpfleger auf Führungsrollen vorbereiten, sei es als Vorgesetzter, Manager oder Erzieher. Durch die Investition in diese zusätzlichen Zertifizierungen und Diplome stärken die Krankenpfleger nicht nur ihre eigenen Kompetenzen, sondern tragen auch zur Erhöhung der Pflegestandards in der Notaufnahme bei. Diese Qualifikationen zeigen ein Engagement für professionelle Exzellenz und gewährleisten eine optimale Versorgung von Patienten in Notfallsituationen.

Karriereaussichten

• Werden Sie Oberschwester

Der Aufstieg zum leitenden Krankenpfleger in der Notaufnahme ist für viele erfahrene Krankenpfleger eine natürliche Entwicklung, die den Übergang von der direkten Pflege zu einer Führungs- und Managementposition markiert. Der leitende Krankenpfleger spielt eine entscheidende Rolle bei der Koordinierung der Pflege, der Verwaltung der Ressourcen und der strategischen Ausrichtung der Notaufnahme. Diese Rolle ist anspruchsvoll, aber auch unglaublich befriedigend.

Der Weg zur Führung :
Die Reise zur Rolle des leitenden Krankenpflegers beginnt in der Regel vor Ort. Die Jahre der direkten Patientenversorgung führen zu einem intimen Verständnis der Herausforderungen und Bedürfnisse des Dienstes. Diese Erfahrung ist entscheidend, um als Führungskraft fundierte Entscheidungen zu treffen.

Erforderliche Fähigkeiten und Qualitäten :
Neben den klinischen Fähigkeiten muss ein leitender Krankenpfleger auch über Management-, Kommunikations- und Führungsfähigkeiten verfügen. Die Fähigkeit, Teams zu leiten, Konflikte zu lösen, strategisch zu planen und eine reibungslose Kommunikation zu gewährleisten, ist von entscheidender Bedeutung.

Verantwortlichkeiten :
Ein leitender Krankenpfleger beaufsichtigt in der Regel das gesamte Pflegepersonal der Abteilung, verwaltet die Dienstpläne, koordiniert die Weiterbildung, fungiert als Verbindungsglied zwischen dem Pflegepersonal und der Krankenhausleitung und ist aktiv an strategischen und budgetären Entscheidungen beteiligt.

Bildung und Ausbildung :
Während klinische Erfahrung von grundlegender Bedeutung ist, wird häufig eine zusätzliche Ausbildung in Management oder Verwaltung empfohlen. Viele leitende Krankenschwestern und Krankenpfleger absolvieren Masterstudiengänge in Pflegeverwaltung oder Gesundheitsmanagement, um ihre Führungsqualitäten zu verbessern.

Verteidigung und Belohnungen :
Die Rolle des leitenden Krankenpflegers kann stressig sein, mit dem Druck, Entscheidungen zu treffen und die Verantwortung für eine ganze Abteilung zu übernehmen, aber sie ist auch äußerst befriedigend. Die Förderung einer positiven Kultur, die Förderung einer hervorragenden Pflege und das Aufblühen des Teams sind bereichernde Aspekte des Berufs.

Die Zukunft der Rolle :
Mit der ständigen Weiterentwicklung der medizinischen Welt wird sich auch die Rolle des leitenden Krankenpflegers weiterentwickeln. Technologie,

medizinische Innovationen und Veränderungen im Management des Gesundheitswesens erfordern eine ständige Anpassung und Weiterbildung.

Es ist ein ehrgeiziges Ziel, Oberschwester zu werden, aber für diejenigen, die bereit sind, die Herausforderung anzunehmen, ist es eine Gelegenheit, einen echten Unterschied in der Qualität der Versorgung in der Notaufnahme und im Leben ihrer Kollegen zu machen.

• Mögliche Spezialisierungen

Die Welt der Krankenpflege ist groß und die Notfallmedizin ist nur eine der vielen Spezialisierungen, denen sich ein Krankenpfleger widmen kann. Während die Notaufnahme eine solide und vielseitige Ausbildung bietet, gibt es andere Bereiche, in denen Krankenpfleger ihre Fähigkeiten verfeinern und ein besonderes Fachwissen entwickeln können. Hier ein Überblick über die möglichen Spezialisierungen nach einer Tätigkeit in der Notaufnahme:

1. Intensivpflege :
Krankenschwestern und Krankenpfleger, die auf Intensivpflege spezialisiert sind, kümmern sich um schwerkranke oder instabile Patienten, die eine ständige Überwachung benötigen. Diese Rolle erfordert ein tiefes Verständnis der menschlichen Physiologie und die Beherrschung moderner medizinischer Geräte.

2. Kardiologie :
Krankenpfleger, die auf Kardiologie spezialisiert sind, kümmern sich um Patienten, die an einer Herzerkrankung leiden. Sie können in Koronarstationen, Katheterlabors oder Spezialkliniken arbeiten.

3. Pädiatrie :
Kinderkrankenschwestern und -pfleger sind auf die Pflege von Kindern von der Geburt bis zum Jugendalter

spezialisiert. Sie müssen die Besonderheiten der Entwicklung und des Wachstums dieser Bevölkerungsgruppe verstehen.

4. Geburtshilfe und Gynäkologie :
Hier konzentrieren sich die Krankenpfleger auf die reproduktive Gesundheit von Frauen, Schwangerschaft, Geburt und postpartale Pflege.

5. Psychiatrie :
In diesem Bereich arbeiten Krankenschwestern und Krankenpfleger mit Patienten, die an psychischen Störungen oder Abhängigkeiten leiden, sowohl in Krankenhäusern als auch in ambulanten Einrichtungen.

6. Onkologie :
Onkologiepfleger sind auf die Pflege von Krebspatienten spezialisiert, einschließlich der Verabreichung von Chemotherapie und der Behandlung von Symptomen.

7. Traumatologie :
Dieser Fachbereich konzentriert sich auf die Versorgung von Patienten, die Opfer schwerer Traumata sind, unabhängig davon, ob diese durch einen Unfall oder absichtlich verursacht wurden.

8. Geriatrie :
Geriatrische Krankenpfleger konzentrieren sich auf die Pflege älterer Menschen und berücksichtigen dabei die einzigartigen Aspekte des Alterns.

9. Klinische Forschung :
Forschungskrankenschwestern und -pfleger entwerfen und führen klinische Studien durch, um neue medizinische Maßnahmen zu testen.

10. Bildung :
Krankenpflegelehrer unterrichten zukünftige Fachkräfte im Gesundheitswesen, sei es in Krankenpflegeschulen, Krankenhäusern oder Universitäten.

11. Verwaltung :
Einige Krankenpfleger entscheiden sich für eine Führungsposition und beaufsichtigen Teams, Abteilungen oder sogar ganze Einrichtungen.

12. Gesundheit der Gemeinschaft :
Diese Krankenpfleger arbeiten außerhalb von Krankenhäusern in Gemeinschaftskliniken, Schulen oder zu Hause, wobei der Schwerpunkt auf Prävention und Aufklärung liegt.

Jede Spezialisierung hat ihre eigenen Herausforderungen und Belohnungen, aber alle ermöglichen es dem Pflegepersonal, einen bedeutenden Beitrag zur Gesundheit und zum Wohlbefinden der Patienten zu leisten. Es wird häufig empfohlen, sich für jede dieser Spezialisierungen speziell weiterzubilden und zertifizieren zu lassen, um eine kompetente und aktuelle Praxis zu gewährleisten.

Kapitel 16:
EINIGE BEISPIELE VON ZEUGNISSEN UND ANEKDOTEN AUS DEM FELD

Unvergessliche Tage:
Erzählungen von Extremsituationen

Das Leben in einer Notaufnahme ist unvorhersehbar. Jeder Tag bringt neue Herausforderungen, Emotionen und Momente mit sich, die sich für immer in das Gedächtnis der Krankenpfleger einprägen. Hier sind einige Geschichten, die die Bandbreite der extremen Situationen, mit denen Krankenpfleger konfrontiert werden können, illustrieren:

Die Nacht des Busunglücks :
Es war ein ganz normaler Abend, als die Notklingel ertönte. Ein Bus mit Schülern auf dem Rückweg von einem Schulausflug war auf der Autobahn in einen schweren Unfall verwickelt. Krankenwagen fuhren auf und brachten schockierte Teenager, schwer verletzte Lehrer und Passagiere aus anderen beteiligten Fahrzeugen. Das Notfallteam mobilisierte sich als geschlossene Einheit, sortierte und behandelte die Patienten, griff auf interne und externe Ressourcen zurück und bewältigte die Ängste der Familien und Freunde, die auf der Suche nach Neuigkeiten eintrafen. Es war eine brutale Erinnerung daran, wie zerbrechlich das Leben ist und wie wichtig es ist, dass ein Team zusammenhält und effizient arbeitet.

Die plötzliche Überschwemmung :
Als eine plötzliche Überschwemmung die Region traf, wurde das Krankenhaus zu einem Zufluchtsort für viele Vertriebene. Die Notaufnahme war überlastet, nicht nur mit

Verletzungen durch die Flut, sondern auch mit Patienten mit chronischen Erkrankungen, deren Behandlung aufgrund der Katastrophe unterbrochen worden war. Sie verteilten Medikamente, Kleidung und Nahrungsmittel und boten denjenigen, die alles verloren hatten, emotionale Unterstützung an.

Der Herzinfarkt des Babys :
Eines Morgens kam eine Mutter in Panik mit ihrem sechs Monate alten Baby auf dem Arm, das blau angelaufen und nicht ansprechbar war. Die Krankenpfleger begannen sofort mit der Herz-Lungen-Wiederbelebung. Während einige Mitglieder des Teams verzweifelt versuchten, den kleinen Patienten zu stabilisieren, stützten andere die zusammengebrochene Mutter. Dank ihres schnellen Eingreifens wurde das Baby wiederbelebt und auf die pädiatrische Intensivstation verlegt. An diesem Tag zählte jede Sekunde.

Angriff mit einem Messer :
Am Nachmittag wurde ein blutverschmierter Mann eingeliefert, der während eines Streits mit einem Messer angegriffen worden war. Während die Krankenpfleger versuchten, seine Verletzungen zu stabilisieren, mussten sie auch mit der Spannung umgehen, da der ebenfalls verletzte Angreifer in die gleiche Notaufnahme gebracht worden war. Das Personal musste die Sicherheit aufrechterhalten und gleichzeitig allen Patienten eine qualitativ hochwertige Versorgung zukommen lassen.

Diese Geschichten zeigen die Vielfalt und Intensität der Situationen, mit denen Notfallkrankenschwestern und -pfleger konfrontiert werden können. Jede Situation erfordert nicht nur klinische Fähigkeiten, sondern auch die Fähigkeit, mit Stress umzugehen, im Team zu arbeiten und Mitgefühl zu zeigen. Diese unvergesslichen Tage formen den Charakter, erinnern an die Bedeutung des Berufs und hinterlassen bleibende Erinnerungen.

Kleine Siege:
Momente der Freude und Dankbarkeit

In der Hektik der Notaufnahme ist jeder Tag ein Wirbelsturm der Gefühle. In den schwierigsten Momenten gibt es auch Momente der Freude, Momente der Dankbarkeit, die das Herz erwärmen und daran erinnern, warum so viele Krankenpfleger diesen Beruf trotz seiner Herausforderungen wählen. Diese kleinen Siege sind die Sonnenstrahlen, die die Dunkelheit der dunkelsten Tage durchbrechen.

Der Hoffnungsschimmer eines Kindes :
Ein siebenjähriger Junge hatte bei einem Fahrradunfall mehrere Brüche erlitten. Jeden Tag versuchte er trotz seiner Schmerzen zu lächeln und mit dem Pflegeteam zu lachen. Der Moment, als er nach Wochen der Rehabilitation mit Hilfe der Pfleger seine ersten zögerlichen Schritte auf dem Flur machte, blieb wie ein Triumph auf den Gesichtern aller Anwesenden haften.

Stille Anerkennung :
Ein älterer Mann, der einen Schlaganfall erlitten hatte, hatte Schwierigkeiten zu kommunizieren. Jede Interaktion war für ihn eine Herausforderung. Eines Tages, nachdem eine der Krankenschwestern sich die Zeit genommen hatte, ihn zu rasieren und zu waschen, legte er seine Hand auf die seine und drückte sie sanft, seine Augen leuchteten in einer Dankbarkeit, die er nicht in Worte fassen konnte.

Die Rückkehr einer geheilten Patientin :
Eine junge Frau, die mit einer schweren Medikamentenvergiftung in einer Verzweiflungstat eingeliefert worden war, verbrachte Tage auf der Intensivstation. Die Pfleger wechselten sich an ihrem Bett ab und unterstützten sie in ihren verletzlichsten Momenten. Monate später kam sie strahlend zurück, um dem Team zu

danken und ihnen zu sagen, dass es ihr Mitgefühl und ihre Unterstützung gewesen waren, die ihr geholfen hatten, ihren Lebenswillen wiederzufinden.

Die Geburtstagsüberraschung :
Als bekannt wurde, dass ein kleines Mädchen, das für längere Zeit im Krankenhaus lag, seinen Geburtstag im Krankenhaus verbringen würde, mobilisierte sich das Notfallteam, um eine Überraschungsparty für das Mädchen zu organisieren. Es war eine Erinnerung daran, dass die Genesung nicht nur aus Medikamenten und Behandlungen besteht, sondern auch aus Momenten der gemeinsamen Freude.

Diese Momente des Glücks und der Anerkennung sind zwar manchmal nur kurz, haben aber eine lang anhaltende Wirkung. Sie erinnern die Krankenpfleger an die tiefe Menschlichkeit ihrer Arbeit, die Schönheit der Beziehungen, die sie zu ihren Patienten aufbauen und den unschätzbaren Wert der kleinen Siege inmitten des Chaos. In diesen Momenten wird die Notaufnahme nicht nur zu einem Ort der körperlichen Heilung, sondern auch der Hoffnung und der menschlichen Verbindung.

Kapitel 17:
SCHLUSSFOLGERUNG:
DIE KRANKENSCHWESTER,
SÄULE DER NOTAUFNAHME

Die wichtigsten Qualitäten
des Notfallkrankenpflegers

Die Notfallkrankenschwester, die täglich mit unvorhergesehenen, manchmal kritischen Situationen konfrontiert ist, befindet sich an der Schnittstelle zwischen den unmittelbaren Bedürfnissen des Patienten und den medizinischen Anforderungen. Diese Position erfordert eine einzigartige Kombination aus technischen, emotionalen und zwischenmenschlichen Qualitäten. In diesem anspruchsvollen Beruf sind bestimmte Eigenschaften von entscheidender Bedeutung.

Die Anpassungsfähigkeit :
In der Notaufnahme ist kein Tag wie der vorherige. Das Pflegepersonal muss sich ständig an wechselnde Situationen anpassen, ob es sich nun um Neuaufnahmen, unerwartete medizinische Fälle oder große Krisen handelt. Diese Fähigkeit, sich schnell weiterzuentwickeln und neu zu positionieren, ist entscheidend, um die Bedürfnisse der Patienten effektiv zu erfüllen.

Emotionale Widerstandsfähigkeit :
Im Angesicht von Leid, Not und sogar Tod muss der Notfallpfleger über emotionale Robustheit verfügen. Er muss mit seinen eigenen Emotionen umgehen können, während er den Patienten und ihren Angehörigen Unterstützung und Mitgefühl bietet.

Die Schnelligkeit der Entscheidung :
In einem Umfeld, in dem jede Sekunde zählt, muss der Notfallsanitäter in der Lage sein, schnelle Entscheidungen zu treffen, die auf seinem klinischen Urteilsvermögen, seiner Ausbildung und seiner Erfahrung beruhen.

Die Kommunikation :
Die Fähigkeit, klar mit Ärzten, anderen Pflegekräften und vor allem mit den Patienten und ihren Familien zu kommunizieren, ist von entscheidender Bedeutung. Diese Kommunikation muss sowohl medizinisch präzise als auch menschlich beruhigend sein.

Teamgeist :
Die Notaufnahme ist ein Umfeld, in dem die Zusammenarbeit von entscheidender Bedeutung ist. Der Notfallkrankenpfleger muss wissen, wie er mit einem multidisziplinären Team harmonisch zusammenarbeiten kann, indem er Informationen und Verantwortlichkeiten zum Wohle des Patienten teilt.

Die Fähigkeit zum kontinuierlichen Lernen :
Die Medizin entwickelt sich ständig weiter. Um auf dem neuesten Stand der Techniken und Empfehlungen zu bleiben, muss der Krankenpfleger wissensdurstig sein, bereit, sich weiterzubilden und sich an neue Methoden oder Technologien anzupassen.

Organisation :
In der Hektik der Notfälle ist die Fähigkeit, Prioritäten zu setzen, seine Zeit zu verwalten und mehrere Aufgaben gleichzeitig zu koordinieren, von entscheidender Bedeutung.

Einfühlungsvermögen :
Obwohl der technische Aspekt wesentlich ist, bleibt die menschliche Dimension das Herzstück des Berufs. Die

‚Fähigkeit Patienten zu verstehen und sich mit ihnen zu verbinden, ihre emotionalen Bedürfnisse zu spüren und auf sie einzugehen, ist für einen Notfallkrankenpfleger unerlässlich.

Integrität :
In einer Umgebung, in der Vertrauen lebenswichtig ist, muss die Pflegekraft eine einwandfreie Ethik an den Tag legen und damit die Sicherheit und den Respekt des Patienten gewährleisten.

Die Geduld :
Auch im Notfall wird es Momente des Wartens geben, Momente, in denen die Pflegekraft erklären, beruhigen oder einfach nur anwesend sein muss. Geduld ist ein unschätzbarer Vorteil.

Jede dieser Qualitäten, die im Laufe der Zeit kultiviert und verfeinert wurden, macht den Notfallkrankenpfleger zu einem unverzichtbaren Fachmann, zu einem Pfeiler, auf dem die schnelle und effiziente Versorgung von Patienten in Not beruht.

Blick in die Zukunft:
Die Notaufnahme von morgen

Die Welt des Gesundheitswesens ist in ständiger Bewegung, getrieben von technologischen Fortschritten, wissenschaftlichen Entdeckungen und gesellschaftlichen Veränderungen. In dieser sich verändernden Landschaft sind auch die Notaufnahmen, der entscheidende Zugangspunkt zum Gesundheitssystem, nicht unberührt geblieben. Wie könnte die Notaufnahme von morgen aussehen? Lassen Sie uns in diese Zukunftsvision eintauchen.

Die Integration von Telemedizin :
Während die Telemedizin in vielen medizinischen Bereichen an Bedeutung gewinnt, wird sie auch in der Notaufnahme eine immer größere Rolle spielen. Fernkonsultationen könnten helfen, die Schwere einer Situation schnell einzuschätzen, Patienten an die richtige Abteilung zu verweisen oder Wartezimmer zu entlasten.

Fortschrittliche Technologien :
Künstliche Intelligenz und Algorithmen könnten helfen, Patienten nach dem Schweregrad ihres Zustands zu priorisieren. Virtual-Reality-Tools könnten für die Weiterbildung von Teams oder für Simulationen komplexer Notfallszenarien eingesetzt werden. Auch Robotik könnte eine Rolle spielen, z.B. bei der Verteilung von Medikamenten oder der Unterstützung bei bestimmten Verfahren.

Eine patientenzentrierte Umgebung :
Die Berücksichtigung des Wohlbefindens des Patienten wird sich nicht nur auf seinen körperlichen Gesundheitszustand beschränken. Komfortablere Räumlichkeiten, bessere Kommunikation, interaktive Instrumente zur Information der Patienten und ihrer Familien und ein ganzheitlicher Ansatz bei der Behandlung sind weitere Elemente, die sich durchsetzen könnten.

Die Bedeutung der nachhaltigen Entwicklung :
Die Berücksichtigung der Umweltauswirkungen der Notdienste wird von entscheidender Bedeutung sein. Dies könnte durch die Optimierung der Ressourcen, die Verwendung von umweltfreundlichen Materialien oder die Einführung von Systemen für erneuerbare Energien erreicht werden.

Verstärkte multidisziplinäre Teams :
Die Zusammenarbeit zwischen den Angehörigen der

Gesundheitsberufe wird weiter ausgebaut, z.B. durch die Integration von Spezialisten für psychische Gesundheit direkt in die Notaufnahme oder durch die Stärkung der Verbindung zwischen Allgemeinmedizinern und Notaufnahmen.

Eine angemessene Weiterbildung :
Angesichts einer sich ständig verändernden medizinischen Welt wird die Ausbildung von Krankenpflegern und Ärzten in der Notaufnahme dynamisch sein, die neuesten Technologien nutzen und sich schnell an neue Gesundheitsprobleme anpassen.

Spezialisierte Notaufnahmen :
Neben den bereits bestehenden pädiatrischen oder kardiologischen Notaufnahmen könnten Notaufnahmen entstehen, die sich auf bestimmte Krankheiten spezialisieren und so eine hochspezialisierte Behandlung anbieten.

Optimierte Informationssysteme :
Elektronische Patientenakten, die miteinander verbunden und gesichert sind, werden den Austausch von Informationen erleichtern und so den Behandlungsweg des Patienten optimieren und eine bessere Kontinuität der Versorgung gewährleisten.

Die Zukunft ist reich an Versprechungen, aber sie wird auch viele Herausforderungen mit sich bringen. Die Notaufnahmen von morgen müssen den Anforderungen gerecht werden und medizinische Exzellenz mit Menschlichkeit verbinden, um den Bedürfnissen der Patienten in einer sich ständig verändernden Welt gerecht zu werden.